LES
MÉDICATIONS THYROÏDIENNES

PAR

Le Dr Gabriel GAUTHIER
(DE CHAROLLES)

PRÉFACE
DE
M. FRANÇOIS-FRANCK
Membre de l'Académie de médecine.

Ouvrage récompensé par l'Académie de médecine

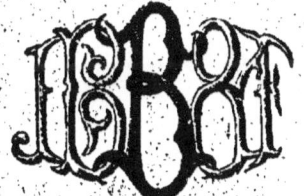

PARIS
LIBRAIRIE J.-B. BAILLIÈRE ET FILS
19, RUE HAUTEFEUILLE, PRÈS DU BOULEVARD SAINT-GERMAIN, 19

1902
Tous droits réservés.

LES
MÉDICATIONS THYROÏDIENNES

« La cellule vivante sécrète des produits
« offensifs et défensifs »

DU MÊME AUTEUR

Hémiglossite suppurée. (*Journal de médecine et de chirurgie pratiques*, 1880.)
Chorée traumatique. (*Ibidem*, 1881.)
Phtisie pulmonaire syphilitique. (*Ibidem*, 1881.)
Observation d'une singulière tumeur du cou : Trachéocèle. (*Ibidem*, 1883.)
Coronarite oblitérante; causes et nature de l'angine de poitrine. (*Mémoire récompensé par l'Académie de médecine*, 1885.)
Contagion de la fièvre typhoïde. (Reproduit dans le *Rapport général sur les épidémies pendant l'année 1887 fait au nom de la Commission permanente des épidémies de l'Académie de médecine*.)
De la maladie de Parkinson. (*Lyon médical*, 1888, n°ˢ du 26 août et 2 sept.)
Thrombose des vaisseaux du cordon ombilical. (*Progrès médical*, 1888.)
De l'emploi de la cocaïne comme hémostatique. (*Journal de médecine et de chirurgie pratiques*, 1888.)
De l'anesthésie par la cocaïne en injections sous-cutanées. (*Revue générale de clinique et de thérapeutique*, 1888.)
De la cachexie thyroïdienne dans la maladie de Basedow. (*Lyon médical*, 1888.)
Traitement de la maladie de Graves, du diabète et de l'épilepsie par l'antipyrine. (*Revue générale de clinique et de thérapeutique*, 1888.)
Délire des persécutions à deux. (*Progrès médical*, 1889.)
Du zona épidémique. (*Lyon médical*, 1889.)
Du goitre exophtalmique; sa nature et ses causes. (*Revue de médecine*, 1890.)
Un cas d'acromégalie. (*Progrès médical*, 1890.)
Autopsie d'un cas d'acromégalie. (*Progrès médical*, 1892.)
Des goitres exophtalmiques secondaires ou symptomatiques (*Lyon médical*, 1893, n°ˢ 2-3-4.)
Les moyens de rendre inoffensive l'analgésie cocaïnique (addition de trinitrine). (*Revue générale de clinique et de thérapeutique*, 1893.)
De la maladie de Parkinson, 2ᵉ mémoire. (*Lyon médical*, 1885, n°ˢ des 20 et 27 octobre.)
Corps thyroïde et maladie de Basedow. (*Lyon médical*, 1895.)
Médication thyroïdienne dans les fractures avec retard de consolidation. (*Lyon médical*, 1897.)
Fonctions du corps thyroïde : Pathogénie du goitre endémique, du goitre sporadique, du goitre exophtalmique; hypothyroïdie et hyperthyroïdie. (*Revue de médecine*, janvier, mars, mai, 1900.)
Amyotrophies arthropathiques : rôle de la Sécrétion synoviale. (*Lyon médical*, 1899.)
Physiologie et Pathologie du corps thyroïde. (Ouvrage récompensé par l'Académie de médecine, 1899.)

LES
MÉDICATIONS THYROÏDIENNES

PAR

Le Dr Gabriel GAUTHIER

(DE CHAROLLES)

PRÉFACE
DE
M. FRANÇOIS-FRANCK
Membre de l'Académie de médecine.

Ouvrage récompensé par l'Académie de médecine

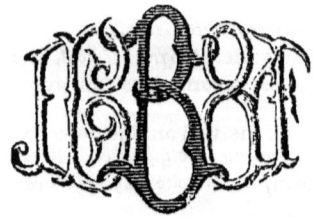

PARIS
LIBRAIRIE J.-B. BAILLIÈRE ET FILS
19, RUE HAUTEFEUILLE, PRÈS DU BOULEVARD SAINT-GERMAIN, 19

1902
Tous droits réservés.

PRÉFACE

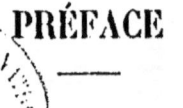

Monsieur et cher Confrère,

Je n'ai guère d'autre titre, pour mettre une Préface en tête de votre livre sur *les Médications thyroïdiennes*, que celui d'avoir présenté, l'année dernière, à l'Académie, un rapport des plus élogieux sur votre ouvrage.

En me faisant l'honneur de me demander une Préface, peut-être aussi avez-vous eu la pensée que j'étais désigné à cette agréable tâche par la protestation que j'ai formulée à l'Académie et appuyée sur de nombreux exemples contre l'emploi *intempestif* des produits thyroïdiens.

Vous insistez, surtout dans votre ouvrage, sur les bienfaits incontestables des médications thyroïdiennes dans les maladies où la nutrition est compromise par l'insuffisance ou la viciation de la sécrétion du corps thyroïde ; m'avez-vous réservé le soin de rappeler ici que ces médications sont inutiles, nuisibles, dangereuses même quand elles sont contre-indiquées ? que les produits thyroïdiens ne devraient plus être délivrés au public sans ordonnance du médecin et méritent d'être classés parmi les médicaments actifs dont la vente doit être soumise à une sérieuse réglementation ? C'était le vœu de l'Académie, vœu transmis en haut lieu depuis longtemps et qui reste aujourd'hui encore lettre morte. Les préparations thyroïdiennes continuent, en effet, à être débitées à tout venant, à toute femme désireuse de conserver ou de retrouver la taille fine et les formes élancées qui sont de rigueur aujourd'hui.

Vous m'excuserez, mon cher Confrère, de cette légère ombre que je me permets d'ajouter au tableau si magistralement tracé par vous des bienfaits de la médication thyroïdienne.

Depuis une vingtaine d'années, le corps thyroïde fait l'objet de vos études ; vous manœuvrez les produits thyroïdiens avec une compétence que vous confère une très longue pratique ; vous les prescrivez à bon escient ; vous en suivez attentivement les effets. Mais chacun peut n'être point aussi bon juge que vous et le public incompétent, entraîné par les alléchants prospectus que les fabricants répandent à profusion, doit être averti que, seul, le médecin est en mesure d'apprécier l'opportunité d'une aussi active médication.

Vous signalez bien, dans certains passages de votre livre, ces inconvénients et ces dangers de la vente des produits thyroïdiens, mais j'aurais aimé trouver cette question condensée dans un chapitre spécial. Ne l'y trouvant pas, je me permets de l'intercaler ici, m'autorisant de votre confiance et assuré que vous n'y verrez pas plus que personne une nuance de critique et que vous serez le premier à en reconnaître l'intérêt.

Vous avez mis en tête de votre ouvrage cette formule significative et rigoureusement vraie :

« *Toute cellule sécrète des produits offensifs et défensifs.*

J'ai dit un mot discret de ses produits *offensifs*, me réservant de reconnaître avec vous la valeur de ses produits *défensifs*, qui font l'objet de votre panégyrique convaincu et, je me hâte de le reconnaître, très fortement appuyé par votre longue expérience personnelle. Vous avez, en effet, tous les droits à conclure que « la Médication thyroïdienne, loin de disparaître comme tant d'autres après un enthousiasme éphémère, restera et grandira parce qu'elle repose sur des bases physiologiques que le temps ne fera qu'affermir ».

Ces bases physiologiques, vous les développez dans la première partie de votre livre, que, contrairement à votre avis, je me refuse à trouver « trop gros » : 230 pages ne sont pas de trop pour établir la valeur d'une médication.

Vous résumez clairement la nature du produit complexe fourni par la glande thyroïde, la pharmacologie de ce produit, ses effets sur l'organisme sain, les résultats de sa suppression ; vous lui comparez la sécrétion parathyroïdienne et la sécrétion hypophysaire ; vous démontrez très scientifiquement que ce produit se comporte dans l'organisme comme un véritable médicament.

Vous mettez ainsi entre les mains du lecteur les documents physiologiques, chimiques, pharmaceutiques, qui lui sont indispensables pour apprécier en connaissance de cause les effets de la médication thyroïdienne dans les maladies ; et vous avez eu raison de consacrer à cette introduction scientifique la moitié de votre ouvrage.

La seconde partie, que vous divisez en thyroïdothérapie directe, indirecte et empirique, vous est encore plus personnelle et constitue le fond même de votre travail. C'est celle que le praticien consultera avec le plus de fruit, guidé et convaincu par la lecture de vos observations, rassuré sur les effets de la médication quand elle est judicieusement appliquée.

Vous nous en montrez les merveilleux effets dans les maladies où domine l'*athyroïdie*, c'est-à-dire dans toutes les formes de myxœdème, postopératoire, spontané, congénital ou endémique. Vous nous réconciliez même avec l'opothérapie thyroïdienne dans certaines formes du goître exophtalmique, où beaucoup la redoutent et moi le tout premier.

Vous insistez, preuves en mains, sur le bénéfice de la thyroïdothérapie *indirecte*, qui vise les états morbides où l'on est conduit à admettre un trouble thyroïdien fonctionnel, sans altération apparente de la glande thyroïde. Ici, vous avez en vue les affections du système osseux, la croissance et la consolidation des fractures, question que vous avez eu le mérite de traiter l'un des premiers. Vous en montrez les bons effets dans les troubles utéro-ovariens liés à la puberté; dans les maladies par ralentissement de la nutrition, comme l'obésité, mais dans certaines formes seulement que vous avez soin de préciser et dont le malade n'a nullement qualité pour être juge.

Enfin, vous n'oubliez pas la thyroïdothérapie *empirique*, plus ou moins logiquement inspirée par les données physiologiques et au sujet de laquelle vous énoncez justement les plus sages réserves.

J'avais étudié votre manuscrit, présenté à l'Académie, avec le soin que doit mettre un rapporteur et aussi avec l'esprit critique qu'il y doit apporter. Je n'y avais trouvé que matière à éloges et à compliments, et l'Académie a partagé mon opinion qu'elle a sanctionnée en récompensant votre œuvre.

Aujourd'hui, je viens de lire votre livre plus documenté encore, mieux équilibré peut-être que votre premier ouvrage je n'en dis ici qu'une faible partie de tout le bien que j'en pense. La récompense, cette fois, vous viendra du public médical, qui ne pourra manquer de lui faire le meilleur accueil.

Paris, 12 mai 1902.

FRANÇOIS-FRANCK,
Membre de l'Académie de médecine,
Professeur suppléant au Collège de France.

LES
MÉDICATIONS THYROÏDIENNES

INTRODUCTION

L'administration médicamenteuse de substances provenant de l'organisme animal (*Organothérapie* ou *Opothérapie*) est aussi ancienne que le traitement des maladies.

Dans les âges les plus reculés, la pratique courante des prêtres d'interroger les viscères des animaux pour en tirer la connaissance des volontés divines faisait que, par une pente toute naturelle, on devait arriver à utiliser ces propres viscères pour ce qu'on estimait être le bien des particuliers qui interrogeaient les dieux. Et, de fait, on voit qu'à la suite de certains sacrifices, les personnages qui les avaient fait faire pouvaient eux-mêmes prendre et consommer certaines parties des viscères provenant des victimes.

C'était l'époque où la pratique religieuse se confondait avec la pratique médicale.

Quand, avec l'époque hippocratique, la thérapeutique se fût dépouillée en partie du caractère religieux pour devenir plus scientifique, l'organothérapie ne cessa pas d'être en valeur.

Celse recommandait le foie de pigeon dans les hépatites et la rate de bœuf dans les maladies de cet organe. Dioscoride écrivit un livre entier sur l'emploi des viscères d'animaux dans le traitement des maladies, et c'est dans ce livre que les auteurs puiseront d'abondants matériaux dans les siècles à venir. Tous les organes qui seront employés plus tard le sont déjà par Dioscoride; c'est ainsi qu'il vante l'emploi de la cervelle du lièvre dans les tremblements, de la présure du même animal dans certains troubles de l'estomac et du ventre; il préconise aussi l'emploi du poumon de renard pour les gens à court d'haleine, du foie de loup dans les affections hépatiques, et surtout l'emploi des testicules de plusieurs animaux, particulièrement du chien et du loup, pour exciter au coït. Pline, contemporain de Dioscoride, dit de même que le testicule de l'âne et du cerf sont aphrodisiaques pour l'homme, que les parties sexuelles de l'hyène femelle ont les mêmes propriétés pour la femme.

Les plus vieilles pharmacopées sont pleines de ces préparations où se rencontre le mélange thérapeutique bizarre de divers organes. C'est la cuisine de Macbeth, où se mêlent d'une façon plus ou moins variée le lugubre et l'immonde. Le médecin empirique et le sorcier s'y donnent la main.

Aujourd'hui encore, le praticien qui exerce à la campagne rencontre à chaque instant l'application entêtée d'une organothérapie qui semble conseillée par Albert le Grand.

Mais, nous n'avons pas à nous arrêter trop longtemps

à ces grossières pratiques qui ne représentent que des curiosités rétrospectives. Cette besogne du curieux a été faite bien des fois (1).

L'Opothérapie moderne, fondée sur des bases scientifiques, a réellement pris naissance le jour où Brown-Séquard fit connaître la théorie des sécrétions internes. Dès 1869, ce physiologiste avait exposé, dans son cours à l'École de médecine, l'idée que « toutes les glandes, qu'elles aient des conduits excréteurs ou non, donnent au sang des principes utiles dont l'absence se fait sentir quand elles sont extirpées ou détruites par une maladie ». Ce n'est pourtant qu'en 1889, vingt ans plus tard, que Brown-Séquard donna à ces constatations physiologiques et à ces idées théoriques une application pratique, et attira, par les communications qui ont eu le retentissement qu'on se rappelle, l'attention sur la pratique même de l'Opothérapie.

Chose digne de remarque, Brown-Séquard, à l'exemple des anciens empiriques, s'adresse tout d'abord au testicule, c'est-à-dire à un organe dont la sécrétion interne est la plus mal connue.

Ainsi donc, après avoir donné, pour ainsi dire, à la méthode une base scientifique, voilà qu'on l'abandonnait aussitôt, car remplacer un organe absent ou au repos par un organe vivant, sans connaître ni la nature des perturbations génitales, ni la physiologie intime de la glande, c'était revenir aux anciennes pratiques empiriques. Aussi, l'auteur fut-il vite puni de ce manquement à la méthode, car l'opothérapie génitale, après avoir eu un brillant et

(1) Vaquez, Les Étapes historiques de l'opothérapie. *Presse médicale*, 1900, n° 2, p. 121.

éphémère éclat, retomba dans l'oubli; elle ne donna pas ce qu'elle avait promis et les vieillards désabusés durent constater une fois de plus que la thérapeutique ne leur rendait pas ce que la nature leur avait enlevé.

Après ce premier essai de Brown-Séquard, d'autres furent tentés avec d'autres organes, et les échecs se répétèrent.

La raison de ces échecs est facile à comprendre. On s'était lancé trop vite dans des voies insuffisamment tracées. La connaissance de l'organe employé et de la nature de sa sécrétion était trop incertaine. On oubliait aussi que l'organothérapie est une véritable médication, et que, pour l'appliquer fructueusement, il faut savoir, comme pour tout médicament, la façon dont l'organe ou l'extrait d'organe doit être préparé et administré.

Devant ces échecs et ces incertitudes, la médication opothérapique menaçait de sombrer, si on n'avait eu, pour servir de guide, l'enseignement fourni par l'opothérapie thyroïdienne.

Comme il arrive souvent dans l'étude d'une question complexe et d'une portée générale, c'est une notion précise, un tout petit fait nettement aperçu, qui donne la clef du problème ; la première équation résolue, toutes les autres se résolvent presque spontanément.

Les connaissances sur la physiologie du corps thyroïde consistaient à considérer ce petit organe comme un simple coussin cervical jouant un rôle mécanique assez imprécis. La nature et les effets de la sécrétion interne de cette glande vasculaire sanguine étaient complètement inconnus, quand une simple constatation clinique, — mais ayant plus de valeur qu'une expérimentation de laboratoire, — vint projeter un flot de lumière sur les véritables fonctions de la thyroïde.

J.-L. Reverdin signalait, en 1883, la fréquence de phénomènes cachectiques spéciaux chez les sujets qui avaient subi l'opération de la thyroïdectomie totale, et synthétisait l'ensemble de ces symptômes sous la dénomination de *Myxœdème opératoire*. En dénommant ainsi cette cachexie, que Kocher avait, à la même époque, appelée *Cachexie strumiprive*, sans préjuger de sa nature, Reverdin dénonçait catégoriquement sa similitude symptomatique avec le myxœdème, affection encore énigmatique alors, signalée déjà par Gull sous le nom d'*état crétinoïde*. Cette similitude lui apparaissait si complète que les deux affections devaient se confondre : le myxœdème opératoire ne devait être, pour ainsi dire, que la reproduction expérimentale du myxœdème spontané. Cette déduction ne tardait pas à être complètement confirmée par l'enquête provoquée à la Société clinique de Londres par Semon, sur les causes et l'origine du myxœdème. On reconnut péremptoirement que cette affection se rattachait en effet à une absence du corps thyroïde, ainsi que Fagge et Gull l'avaient déjà soupçonné.

État crétinoïde de Gull, *myxœdème* de Ord, *cachexie pachydermique* de Charcot, *idiotie myxœdémateuse* de Bourneville, *cachexie strumiprive* de Kocher, étaient donc une seule et même affection, présentant une symptomatologie analogue et un substratum pathogénique unique : l'absence du corps thyroïde ou l'insuffisance de sa fonction.

La famille des myxœdémateux, c'est-à-dire des sujets privés de leur glande thyroïde, se trouvait donc ainsi définitivement constituée. De la sorte, le bistouri de l'opérateur aussi bien que la nature, par voie congénitale ou par processus morbides, mettait à la disposition de l'observateur des sujets tout préparés, comme animaux de laboratoire, pour l'étude des propriétés opothérapiques de la glande.

C'était là, on le comprend, le vrai champ d'observation, d'expérimentation et de démonstration pour le principe général proclamé par Brown-Séquard. Si la cachexie strumiprive était la conséquence de la privation, dans l'économie, des produits de la sécrétion interne du corps thyroïde, on allait pouvoir combattre cette cachexie en introduisant artificiellement dans l'organisme la substance thyroïdienne elle-même.

Schiff n'avait-il pas eu, l'année suivante (1884), l'idée géniale, en pratiquant la greffe thyroïdienne sur des chiens, de démontrer que ces animaux ainsi greffés pouvaient supporter impunément l'ablation de leurs lobes thyroïdes, ablation qui, sans cette précaution, est fatalement suivie de mort?

Sur ce faisceau de faits précis et utiles, l'opothérapie thyroïdienne avait dès lors des assises solides.

Les données essentielles du problème étaient connues. La pratique pouvait se mettre à l'œuvre, et, comme il arrive toujours dans les essais de toute médication, elle allait indiquer, après une série de tâtonnements, le meilleur *modus faciendi* à mettre en usage.

D'abord, et tout naturellement, il parut indiqué de répéter exactement sur l'homme l'expérience de la *greffe thyroïdienne* que Schiff avait pratiquée sur les animaux.

INTRODUCTION

C'est la première époque, époque chirurgicale, pleine de difficultés, qui ne dure pas longtemps.

On s'oriente alors dans une autre direction. On reconnaît que la greffe permanente est impossible, ou tout au moins extrêmement difficile, à obtenir, et que Schiff lui-même, dans ses expériences, n'obtenait pas une greffe proprement dite, mais une simple transplantation de substance destinée à être résorbée, puisque les chiens éthyroïdés n'étaient immunisés que pendant un temps variant de 4 à 5 semaines, c'est-à-dire le temps pendant lequel les fragments de substance inclus dans le péritoine subissaient leur résorption.

L'expérience de Schiff était donc, — comparaison toute faite, — quelque chose d'identique à l'injection sous-cutanée d'une substance organique.

Tout naturellement donc, l'*injection sous-cutanée* d'un suc thyroïdien devait avoir les mêmes effets que la greffe et c'est ce qu'expérimentèrent avec succès sur les animaux Vassale d'abord et Gley presque en même temps.

Employées chez des myxœdémateux, ces injections donnèrent des résultats favorables et plus rapides que la greffe, et la simplicité de leur technique ne tarda pas à les faire seules employer.

Voilà donc le second en date des procédés de la médication thyroïdienne.

Mais on ne s'en tint pas là. Dans les pays scandinaves et en Angleterre, on essaya l'administration par la voie stomacale de l'extrait thyroïdien et du corps thyroïde en nature. Contrairement aux prévisions, ce *régime thyroïdien* produisit des merveilles et devint bientôt le « cri thérapeutique du jour ». La commodité de ce régime, où disparaissait toute instrumentation, le vulgarisa rapidement et on se rendit bientôt compte que l'ingestion, procédé le plus simple, était aussi par excellence la voie d'introduction du médicament.

Du jour où on eut ainsi un moyen simple, sûr et fidèle pour prescrire la substance organique, l'opothérapie thyroïdienne fut définitivement inaugurée.

Mais il restait ensuite à étudier le médicament lui-même, à connaître à fond sa composition, ses propriétés, sa pharmacodynamie, etc.

La glande thyroïde dut donc être traitée, analysée comme une simple drogue. Après en avoir tiré des extraits, on a cherché à en isoler les principes actifs, tout comme de l'opium, après les extraits et les teintures, on a obtenu les alcaloïdes.

Telles sont les étapes successives par lesquelles a passé la médication thyroïdienne. A l'heure actuelle, cette médication peut être considérée comme une des conquêtes les plus curieuses et les plus incontestées de la thérapeutique moderne.

Nous disons « la médication thyroïdienne », mais ne devrait-on pas dire plutôt « les médications thyroïdiennes » ?

En réalité, la thyroïdothérapie ne consiste pas seulement dans l'administration médicamenteuse du seul corps thyroïde et des principes qu'on en peut extraire. La question est plus complexe.

D'abord, il existe véritablement un appareil thyroïdien comprenant, en plus de la glande principale (corps thyroïde), les glandules parathyroïdes dont les fonctions —

et les propriétés thérapeutiques par conséquent — sont différentes.

A côté de la médication thyroïdienne proprement dite, il y a donc lieu de placer la *médication parathyroïdienne*.

L'Hypophyse, ou Corps pituitaire, se rapproche de la thyroïde par ses caractères embryologiques, histologiques et physiologiques. Il y a donc bien des raisons pour considérer ce petit organe comme une glande thyroïde aberrante, ayant cependant des propriétés thérapeutiques spéciales.

Jusqu'à un certain point, la *médication hypophysaire* doit donc se rattacher à la médication thyroïdienne.

En outre, on conçoit que la médication par le corps thyroïde peut s'exercer autrement que par l'introduction *artificielle* dans l'organisme de la substance thyroïdienne ; qu'on peut obtenir le même résultat en excitant la fonction sécrétoire *naturelle* du corps thyroïde. C'est en effet le but auquel tendent les manipulations excitantes exercées sur la glande, dans la pratique du *Thyroïdo-Eréthisme* de Poncet, par exemple.

Cela est encore de la thyroïdothérapie.

Enfin, on emploie encore comme agents thérapeutiques des liquides organiques provenant d'animaux éthyroïdés, c'est-à-dire auxquels on a extirpé la thyroïde (sérum sanguin, lait). L'agent médicamenteux ainsi obtenu, quoique tout principe thyroïdien proprement dit en soit exclus, rentre encore incontestablement dans le cadre de la thyroïdothérapie.

Comme on le voit, il n'y a pas seulement une médication thyroïdienne, mais bien des médications thyroïdiennes, et chacune d'elles a ses indications spéciales.

Cependant, en dehors de la médication thyroïdienne proprement dite, c'est-à-dire celle qui emploie le corps thyroïde, les autres médications n'ont eu, jusque-là du moins, que de très rares applications pour des cas spéciaux. Elles ne pourront occuper dans ce travail qu'une très petite place.

Les raisons qui m'ont déterminé à écrire ce livre sont les suivantes :

Depuis vingt ans, le corps thyroïde fait l'objet de mes études et de mes recherches.

J'ai pensé dès l'origine que ce petit organe avait des fonctions aussi importantes qu'insoupçonnées. Aussi, dès qu'il fut question d'organothérapie, c'est-à-dire de médication par les substances provenant de l'organisme animal, je me tournai du côté de la glande thyroïde et commençai des essais de thyroïdothérapie.

Je suis donc un familier de la première heure de la médication thyroïdienne. Je l'ai expérimentée souvent et dans une grande variété d'affections.

J'ai donc acquis une certaine expérience sur ce sujet.

C'est à ce titre que j'ai entrepris la confection de ce volume. Je pensais le faire tout petit ; je l'ai certainement fait trop gros. Les pages se sont multipliées, malgré ma volonté, en l'écrivant : *Crescit eundo*. Cela arrive aux gens inexpérimentés dans l'art d'écrire un livre.

PREMIÈRE PARTIE
ÉTUDE GÉNÉRALE DES MÉDICATIONS THYROIDIENNES

CHAPITRE PREMIER
GREFFE, INJECTION, INGESTION THYROIDIENNES

Sommaire. — Greffe thyroïdienne : 1º sur les animaux : expériences de Schiff, de Von Eiselsberg, de Cristiani. — 2º sur l'homme : résultats de ces tentatives. — Injections thyroïdiennes. Effets produits : 1º sur les animaux sains ; 2º sur les animaux éthyroïdés ; 3º expériences cliniques. — Ingestion de substance thyroïde : Régimes thyroïdiens.

La première connaissance des effets de l'introduction artificielle de la substance thyroïdienne dans l'organisme date des expériences de Schiff (1).

Le physiologiste de Genève, dans le cours de ses recherches sur les fonctions du corps thyroïde, après avoir démontré que l'ablation totale des lobes thyroïdes est toujours mortelle sur les chiens, eut l'idée de déplacer les lobes thyroïdes et de les greffer, ou plutôt de les transplanter, dans une autre partie du corps.

Il prit deux chiens, enleva à l'un les lobes thyroïdes et les inséra dans la cavité péritonéale de l'autre. Deux ou quatre semaines plus tard, il excisait simultanément les deux thyroïdes de ce dernier chien et constatait que celui-ci ne recevait aucun dommage de cette opération. Seulement, la survie cessait d'être constante, lorsque l'extirpation était pratiquée plus de quatre ou cinq semaines après la transplantation

(1) Schiff, *Revue médicale de la Suisse romande*, février et avril 1884

car, à ce moment, le corps thyroïde, inséré dans le péritoine, se trouvait entièrement résorbé.

Du même coup, Schiff démontrait deux choses : 1° Que les corps thyroïdes n'agissent pas mécaniquement par leurs rapports anatomiques ; 2° que la thyroïdectomie perd ses dangers et une partie essentielle de ses effets si l'on introduit et fixe d'abord dans la cavité péritonéale d'autres thyroïdes de la même espèce animale.

Après Schiff, von Eiselsberg (1) enlève sur des chats un des lobes de la thyroïde, puis le transplante dans une poche comprise entre l'aponévrose abdominale et le péritoine. Quand il suppose que cette greffe a réussi, il extirpe l'autre lobe du corps thyroïde, l'animal survit ; mais, quelques mois après, il enlève le lobe greffé — qui est trouvé très bien conservé et vasculaire — et l'animal est pris, dès le lendemain, de convulsions et succombe le 3e jour. Von Eiselsberg a réussi trois fois cette expérience. Celle-ci diffère de l'expérience de Schiff en ce que von Eiselsberg avait obtenu une vraie greffe du tissu thyroïdien, tandis que Schiff n'avait obtenu, en réalité, qu'une simple insertion de substance thyroïdienne, destinée à disparaître par résorption et ne produisant par conséquent qu'un effet temporaire.

Un grand nombre d'autres expérimentateurs ont tenté cette greffe, mais avec des résultats divers, car, malgré la technique opératoire bien précisée par von Eiselsberg, la greffe thyroïdienne est très difficile à obtenir. La preuve la plus frappante des difficultés qu'il y a à obtenir une greffe véritable du tissu de la thyroïde, c'est ce qui se passe lorsqu'au lieu d'enlever le corps thyroïde chez les animaux, on supprime simplement sa vitalité par la ligature de tous ses vaisseaux. Les sujets opérés de cette façon meurent absolument comme s'ils subissaient l'ablation totale de la thy-

---

(1) Voir Eiselsberg, *Wien. klin. Wochensch.*, 4 fév. 1892.

roïde. La glande se trouve pourtant alors dans les conditions les plus favorables qu'il soit possible de réaliser dans les greffes; elle s'atrophie cependant très rapidement sans se mortifier et la vascularisation périphérique inflammatoire post-opératoire qui se développe reste insuffisante pour entretenir sa vitalité et empêcher les accidents d'évoluer.

Fano, Zanda, Zuccaro essayèrent donc cette greffe avec des succès variables et discutables ; Sgobbo et Lamari la réussirent sur un chien ; Canizzaro, sur des chiens et des chats.

Carle échoua dans ses essais ; Ughetti (de Catane) tenta des expériences de greffe, d'un animal à un animal d'une autre espèce (1).

Mais les expériences les plus intéressantes de greffe thyroïdienne sont dues à Cristiani (de Genève) (2). Cet auteur a définitivement démontré que la greffe thyroïdienne est possible. Le premier jour, le lobe greffé est libre dans la cavité péritonéale ; le lendemain, il existe des adhérences, et, les jours suivants, il est bien vascularisé. L'examen microscopique de nombreux lobes greffés, pratiqué à des intervalles successifs (à partir d'un jour à deux ans), montre que le tissu, après avoir passé par la tuméfaction trouble, revient à l'état embryonnaire, et dès ce moment commence à se régénérer. La régénération débute à la périphérie et progresse vers le centre, en rapport direct avec les vaisseaux de nouvelle formation; elle est complète dès le troisième mois.

Ceci se passe ainsi dans les greffes entre animaux de même espèce. Mais il n'en est pas de même pour les greffes croisées, entre classes, ordres, familles, genres, espèces et variétés différentes. Entre animaux de classe et d'ordre différents, le résultat

---

(1) Sgobbo et Lamari, *Rivista clinica Terap.*, XIV, n° 8, 1892. — Canizzaro, *Deut. med. Wochens.*, 3 mars 1892. — Carle, *Central Blatt Physiol.*, n° 9, 1888. — Ughetti, *Riforma medica*, 9 déc. 1892, p. 675.

(2) Cristiani (de Genève), *Archives de Physiologie*, janvier 1895. — *Mémoire présenté à l'Académie de médecine.* Prix Louis, 1901. — *Journal des praticiens*, 1901, p. 381.

GAUTHIER. — Les Médications thyroïdiennes. 2

est constamment nul ; — entre familles différentes, quelques succès, possibilité de greffe ; — entre genres et espèces différentes, résultat beaucoup plus positif, succès nombreux.

Cardile Pantaleone a fait des expériences confirmatives de celles de Cristiani (1).

Horsley, après avoir pratiqué la greffe sur le singe, fut le premier à la proposer pour l'homme. Pour cela, il conseillait d'employer le corps thyroïde du mouton, se basant sur l'analogie que présentent, au point de vue anatomique, la glande du mouton et celle de l'homme, et aussi sur ce que le mouton est l'animal qui, à la suite de la thyroïdectomie, est atteint d'une cachexie qui se rapproche le plus de la cachexie strumiprive de l'homme.

Mais il n'avait paru aucune observation de greffe thyroïdienne pratiquée sur l'homme, quand Lannelongue en fit la première tentative (2). Le résultat ne fut pas satisfaisant ; l'observation ultérieure de la jeune malade fut publiée par Bourneville (3).

Bientôt les essais de ce genre se succédèrent. Bircher (4) transplanta dans la cavité abdominale d'une femme atteinte de myxœdème, une portion de tissu thyroïdien provenant d'un goitre. L'opération produisit une amélioration marquée, pendant trois mois ; mais, les symptômes myxœdémateux reparaissant, une seconde transplantation fut faite, et la malade s'améliora de nouveau pendant neuf mois.

Kocher pratiqua la greffe dans deux cas de myxœdème, mais, les deux fois, la « greffe s'exfolia ».

Bettancourt et Serrano (5) rapportent l'histoire d'une myxœdémateuse sur laquelle ils greffèrent à la région sous-

---

(1) Cardile Pantaleone, *Gazzetta degli Ospedali*, 17 janvier 1897.
(2) Lannelongue, *Bulletin médical*, 1890, p. 225.
(3) Bourneville, *Archives de neurologie*, 1896, janv. p. 11.
(4) Bircher, *British med. Journ.*, 26 juin 1890.
(5) Bettancourt et Serrano, *Semaine médicale*, 30 août 1890.

mammaire un corps thyroïde de mouton. L'opération fut suivie d'une amélioration immédiate et très remarquable. Mais, pour ces auteurs, l'amélioration ne tint pas à ce que la glande s'est vascularisée et greffée, mais elle fut due à l'absorption du suc de la glande insérée dans les tissus, selon l'explication déjà donnée par Schiff.

Mercklen (1) pratiqua avec le concours de Walther la greffe thyroïdienne de mouton à la région sous-mammaire sur une myxœdémateuse sujette à des hémorragies alarmantes. Les hémorragies s'arrêtèrent et les symptômes du myxœdème se modifièrent heureusement.

T. Harris et G. A. Wright (2) : greffe d'un lobe thyroïdien de singe à la région sous-mammaire d'une myxœdémateuse. Amélioration très notable, mais rechute avec aggravation après quelques semaines.

John Macpherson (3) : greffe de mouton sur une myxœdémateuse ; amélioration remarquable des troubles cérébraux notamment.

J. Gibson (4) : sur un enfant de six ans atteint de myxœdème, première greffe de mouton, suivie d'une amélioration considérable. Dix mois après, menaces de récidive et deuxième greffe ; nouvelle amélioration, qui se maintenait encore au bout de six mois.

V. Robin (5) pratiqua la greffe sous-mammaire chez un enfant ; les résultats définitifs n'ont pas été publiés.

G. Gottstein (6), dans un cas de tétanie chronique, fit la greffe avec un succès passager.

Avant que toutes ces expériences eussent été pratiquées,

(1) Mercklen, *Semaine médicale*, 19 nov. 1890.
(2) Harris et Wright, *The Lancet*, 9 avril 1892.
(3) J. Macpherson, *Edinburgh med. Journ.*, mai 1892.
(4) Gibson, *British med. Journ.*, 14 janvier 1893.
(5) V. Robin, *Lyon médical*, 12 août 1892.
(6) Gottstein, *Thèse de Breslau*, 1895.

on avait déjà remarqué que certaines femmes myxœdémateuses, devenant enceintes, voyaient les accidents s'amender au cours de leur grossesse et se reproduire après l'accouchement ; on en avait conclu que l'amélioration était due à l'action du corps thyroïde du fœtus remplissant par rapport à la mère le rôle d'une véritable greffe.

Comme on le voit, la greffe thyroïdienne sur les animaux et sur l'homme produit toujours des effets positifs, mais ces effets sont le plus souvent passagers. Après une amélioration rapide, succédant immédiatement à la greffe, celle-ci se résorbe et tout est à recommencer. Pour avoir un effet durable, il faudrait qu'il y ait véritablement greffe et nous avons vu que le plus souvent il n'y a que simple transplantation du tissu thyroïdien. Il reste à savoir si les heureuses tentatives de Cristiani, dont nous avons parlé, tiendront les promesses qu'elles font espérer. Quoi qu'il en soit, ces opérations de transplantation thyroïdienne, en démontrant jusqu'à l'évidence que l'amélioration qu'elles procurent est due à l'absorption par les tissus du suc de la glande thyroïde transplantée, ont confirmé les idées émises par Brown-Séquard sur la sécrétion interne des glandes.

Dès lors, il était tout indiqué de remplacer la greffe par les *injections* du suc thyroïdien. Les résultats devaient être identiques et la technique en était sûrement plus facile.

Pisenti eut le premier l'idée de cette substitution, Vassale et Gley firent les premières expériences.

I. — Effets du suc thyroïdien injecté aux animaux sains. — A la suite de l'injection intra-veineuse, Vassale a constaté sur le chien de l'abattement ; Gley, de l'abattement et de la somnolence ; Ewald, une profonde hypnose ; Langendorff, un assoupissement assez prononcé sur des lapins. Sur le chat, Von Eiselsberg et Alonzo n'ont observé aucun de ces phénomènes.

La diurèse a été observée dans toutes les expériences ; elle se manifeste dès les premières injections et est souvent accompagnée de sueurs abondantes. On a noté aussi quelquefois une élévation appréciable de la température (Rouquès).

L'âge est un des facteurs importants de l'action thyroïdienne. C'est ainsi qu'un chien de 5 mois succombe aux injections au bout de sept jours, alors que des doses triples, répétées pendant plusieurs mois, ne parviennent pas à tuer des chiens plus âgés (Ballet).

Les expériences les plus intéressantes d'injection thyroïdienne ont été faites par G. Ballet et Enriquez (1).

Sur 12 chiens, ces injections ont déterminé le tableau symptomatique suivant : 1° immédiatement après l'injection, fièvre, tachycardie, tremblement et dyspnée, agitation extrême, éclat du regard et, dans deux cas, une légère saillie des globes oculaires ; 2° plus tard, une conjonctivite et un amaigrissement très rapide. Chez cinq de ces chiens, les injections amenèrent la mort. A mesure qu'on poursuit les injections, l'amaigrissement s'accentue ; des crises de diarrhée et de mélæna surviennent tardivement et se répètent jusqu'à la mort. Il y a de la polyurie, et, à plusieurs reprises, l'urine contient de l'albumine. En dernier lieu, l'abattement survient, l'agitation fait place à la torpeur ; les animaux très fatigués se déplacent difficilement ; quelques-uns semblent même atteints d'une véritable paralysie du train postérieur, ne peuvent plus se tenir sur leurs pattes et succombent dans le collapsus.

Un fait très remarquable signalé par ces auteurs, c'est qu'à la suite de ces injections pratiquées à distance, sous la paroi abdominale, par exemple, on constate des modifications

---

(1) G. Ballet et Enriquez, *Des effets de l'hyperthyroïdisation expérimentale*. *Médecine moderne*, 1895, p. 801.

importantes du corps thyroïde, visibles quelquefois pendant la vie, dans la plupart des cas, après la mort. Dans trois cas, on se trouvait en présence d'un véritable *goitre expérimental* dont le développement suivait les phases des injections, diminuant quand on les cessait, augmentant quand on les recommençait. Dans un cas, le corps thyroïde avait triplé au moins de poids.

Otto Lanz et Trachewski (laboratoire de Kocher) ont constaté également, à la suite de l'alimentation thyroïdienne, une thyroïdite scléreuse aboutissant à l'atrophie de l'organe. Canter (1) a signalé un cas de myxœdème, répondant à une atrophie de la glande, à la suite de l'ingestion de substance thyroïdienne.

Gueorguieski (2), sur des chiens auxquels il donnait de 50 à 100 gr. de corps thyroïde, a constaté de la tachycardie, de l'amaigrissement, de la polydipsie, de la polyphagie, de la polyurie, de la glycosurie et de l'albuminurie, jamais d'exorbitis.

J'ai pratiqué moi-même des injections de substance thyroïde sur quatre lapins d'une même portée, avec du liquide thyroïdien, préparé comme je dirai plus loin, et contenant un gramme de suc pur pour 4 gr. de glycérine, je n'ai obtenu des effets apparents qu'au bout de dix jours en moyenne, en injectant 40 gr. de la préparation glycérinée, c'est-à-dire 10 gr. de suc. Ces effets se traduisirent simplement par de l'amaigrissement et de l'apathie générale. Aucun de ces lapins ne succomba, même après un mois d'expérimentation.

II. — Effets des injections sur les animaux thyroïdectomisés. — Vassale (3), sur dix chiens éthyroïdés, pra-

---

(1) Canter, *Annales de la Soc. médico-chir. de Liège*, janvier 1894.
(2) Gueorguieski, *Gazette de Botkine*, n° 31, 1895.
(3) Vassale, *Revista experim. di frenatria e di med. legale*, vol. VI, fas. IV, p. 439.

tiqua l'injection intra-veineuse. Trois de ces chiens échappèrent à tous les accidents de la cachexie strumiprive, les trois autres présentèrent des accidents, qui, sous l'influence de nouvelles injections, disparurent ou s'atténuèrent.

Au même moment, et sans avoir aucune connaissance des travaux de Vassale, Gley se livrait à des expériences identiques (1). Si l'on pratique, dit-il, sur des chiens thyroïdectomisés, une injection intra-veineuse de liquide thyroïdien, alors que l'animal présente déjà depuis 24 heures des accidents graves : marche titubante ou même impossibilité de se tenir debout, contractions violentes et incessantes de tous les muscles, polypnée, etc., au bout de quelques minutes, on voit tous ces accidents disparaître. Peu à peu, les accidents convulsifs diminuent d'intensité et bientôt cessent complètement. La respiration reprend son rythme normal, la paralysie des extenseurs disparaît. L'animal se tient debout, marche bien, se met à boire, ce qu'il ne pouvait faire à cause des contractions incessantes des masséters et des muscles de la langue et de la dysphagie. Un peu plus tard, il se met à manger. Le plus souvent, les accidents reviennent le lendemain, mais peuvent disparaître après une autre injection. — C'est seulement dans quelques cas, où l'injection avait été faite beaucoup trop tardivement après le début des accidents et quand ceux-ci sont trop intenses, que l'injection reste inefficace.

Dans le n° d'avril 1892 des *Archives de Physiologie*, Gley exposait en détail toutes ses expériences sur ce sujet.

Les résultats de ces recherches, quoique incontestables, ne furent cependant pas admis par Schwartz et par Munk (2), qui s'obstinaient toujours à vouloir rattacher les accidents

---

(1) Gley, *Soc. de Biol.*, 18 avril 1891.
(2) Schwartz, *Lo Sperimentale*, 1892, fasc. 1, p. 19. — Munk, *Archiv für Physiol.*, avril 1892.

de la thyroïdectomie a des lésions des nerfs thyroïdiens.

Malgré ces quelques contradictions, demeurées sans écho, les physiologistes se rangèrent autour des faits de Vassale et de Gley et il resta acquis que l'on pouvait, chez les animaux, combattre les effets de la thyroïdectomie totale par les injections de suc thyroïdien.

III. — Expériences cliniques. — Ces résultats, obtenus chez les animaux, étaient trop démonstratifs pour qu'on n'appliquât pas immédiatement les injections thyroïdiennes à la clinique, comme Brown-Séquard, du reste, l'avait déjà fait pour le suc orchitique.

Le professeur Bouchard paraît avoir eu le premier l'idée d'employer chez l'homme l'injection du liquide thyroïdien comme traitement du myxœdème(1). A l'époque où Bouchard conçut ce traitement, que des circonstances indépendantes de sa volonté ne lui permirent pas de mettre à exécution, il n'était alors question ni d'injections de liquides organiques ni de l'emploi du suc thyroïdien contre le myxœdème.

Le premier qui mit ce mode de traitement à exécution fut Gley qui, en juin 1891, fit des injections de liquide thyroïdien chez deux malades du Dr Magnan, à Sainte-Anne, et une malade du Dr Lannelongue, à l'hôpital Trousseau. Mais là encore des empêchements inattendus vinrent arrêter le traitement avant qu'il ait donné un résultat (2).

En réalité, le premier qui traita et guérit un cas de myxœdème par les injections thyroïdiennes est Georges Murray (3).

Comme bien on pense, les observations se multiplièrent, et ce furent naturellement les pays à myxœdème et à goitre (Angleterre, Allemagne, Pays Scandinaves) qui fournirent

---

(1) Bouchard, Voir *Mercredi médical*, 5 oct. 1892.
(2) Gley, *Archives de Physiol.*, 1892, p. 747.
(3) Murray, *British med. Journ.*, 10 octobre 1891.

le plus fort contingent de faits (1). A part le cas très intéressant publié par Bouchard et Charrin (2), celui de Chopinet et celui de Robin (3), on publia en France peu d'observations d'injections thyroïdiennes pratiquées sur l'homme.

C'est qu'en vérité, la méthode des injections thyroïdiennes, à peine née, ne tarda pas à être remplacée par une autre méthode, l'**ingestion** du corps thyroïde. Dès le mois de mars 1892, Howitz (de Copenhague) avait traité une malade myxœdémateuse par l'ingestion de pâtes préparées avec des glandes de veau, fraîches et crues. Un mois après, les médecins anglais, Fox, Mackensie, Beber, Lundie, appliquaient ce moyen et confirmaient bientôt que l'absorption par la voie stomacale de la glande thyroïde en extraits ou en nature produisait des effets identiques et *même supérieurs* à ceux des injections de suc thyroïdien.

Bien qu'on fût habitué depuis quelque temps aux surprises de toutes sortes que ménageait l'étude du corps thyroïde, à mesure qu'on s'en occupait davantage, cette révélation paraissait trop en opposition avec l'idée qu'on se faisait de la composition des liquides organiques pour ne pas éveiller la réserve et le scepticisme.

(1) Hurry Fenwick, *British med. Journ.*, 10 oct. 1891 ; *Patholog. Soc. of London*, 18 oct. 1892. — Beatty, *British med. Journ*, 12 mars 1892. — Carter, *Brit. med. Journ.*, 15 avril 1892. — Murray, Trois nouveaux cas. *Brit. med. Journ.*, 27 avril 1892. — Arth. Dawies, *Ibidem.* — Claye Shaw, *Ibidem.* — De Boeck, *Académie de méd. de Bruxelles*, oct. 1892. — Mendel, Deux cas, *Soc. de méd. interne de Berlin*, oct. 1892, et *Bull. méd.*, 1892, p. 1484 ; *Soc. de méd. int. de Berlin*, 23 janv. 1893. — Hadden, *Pathological Soc. of London*, 18 oct. 1892. — A. Lunde, *Brit. med. Journ.*, 14 janv. 1893. — Hale, *Ibidem*, 31 déc. 1892. — Whipham, Deux cas. *Ibidem.* — Ewart, *Ibidem.* — Corkell, *Ibidem*, 7 janv. 1893. — Carmichaël, *The Lancet*, 18 mars 1893, p. 580. — Wichmann, Deux cas. *Deutsche med. Wochensch.*, 12 janv. 1893. — *Ibidem*, 16 mars 1893. — Derrien, *Injections thyroïdiennes*, thèse de Paris, 1893.

(2) Bouchard et Charrin, *loc. cit.*

(3) Chopinet, *Soc. de Biol.*, 2 juillet 1892. — V. Robin, *Lyon médical*, 7 août 1892.

Comment les matières albuminoïdes de la substance thyroïdienne et les ferments actifs qu'elles renferment sauraient-elles supporter, sans être transformées ou détruites, l'action des sucs gastrique et intestinal? Et, du reste, quelle invraisemblance qu'il suffise de faire manger quelques sandwich de la glande thyroïde pour transformer en quelques semaines un être d'aspect crétinoïde en un homme dans des conditions normales!

Mais les faits s'accumulaient; les *régimes thyroïdiens* (régime de Howitz et Ehlers, régime de Pasteur, régime de Fox et de Mackenzie) étaient partout employés. Des extraits, des poudres, des pastilles de substance thyroïde voyaient le jour en quantité innombrable. A Londres notamment, le *Thyroid feeding* était devenu le cri thérapeutique du jour. Il fallait bien se rendre à l'évidence, d'autant plus que toutes les observations avaient une concordance parfaite et l'efficacité de cette alimentation thyroïdienne ne pouvait faire l'ombre d'un doute.

Dès lors, on n'a plus recours qu'à la voie stomacale dans le traitement des maladies par insuffisance du corps thyroïde, et, comme ce mode d'administration est à la portée de tous, on généralise la médication. On en arrive bientôt à l'employer dans la plupart des maladies dont le symptôme principal se retrouve dans le myxœdème : troubles cérébraux, rachitisme, obésité, troubles de la menstruation, maladies cutanées, etc..

Pour le moment, nous passerons sous silence tous les documents que la clinique a fournis, à propos de la médication thyroïdienne, depuis que la méthode par ingestion est employée. Nous nous contenterons de résumer les effets que produit, sur le myxœdème et les états crétinoïdes, l'introduction de la substance thyroïdienne dans l'organisme, quel que soit le mode de cette introduction,

De toutes les observations, on peut dégager les phénomènes suivants : diminution de la paresse physique et intellectuelle; augmentation de la diurèse; relèvement de la température; résorption des œdèmes des membres et de la face; disparition progressive de l'embarras de la parole, de la gêne de la déglutition et des mouvements ; régularisation des fonctions utéro-ovariennes chez la femmme et des fonctions sexuelles chez l'homme ; cessation des troubles trophiques; repousse des cheveux et des poils, etc..

C'est là une véritable *restitutio ad integrum*. Cela se comprend, puisque chez le myxœdémateux la médication thyroïdienne restitue à l'organisme ce qui lui manque du fait de l'absence de la glande thyroïde.

CHAPITRE II

PRODUITS THYROIDIENS

Sommaire. — Etude pharmacologique de la substance thyroïde. — Thyroïde de mouton ; comment on se la procure. — Préparations fraîches. — Extraits fluides ; extraits secs ; spécialités pharmaceutiques. — Thyro-iodine de Baumann. — Thyro-antitoxine de Fränkel. — Thyro-protéide de Notkine.

Une fois entré dans la Matière médicale, le corps thyroïde est devenu un véritable médicament et l'étude de sa physiologie s'est confondue, sur beaucoup de points, en une question de pharmacodynamie.

La glande devait être étudiée, traitée et analysée comme toute substance médicamenteuse.

Il fallait à son sujet, tout comme cela se fait pour la digitale par exemple, se préoccuper des effets un peu différents qu'elle peut produire suivant les conditions de provenance de récolte, de posologie ou de préparations.

Dans leurs expériences, Vassale et Gley ont obtenu d'excellents résultats en employant le suc thyroïdien provenant des animaux les plus divers. L'extrait thyroïde du bœuf, d'après Gley, donnerait des effets supérieurs à celui du mouton. Il est démontré aussi que la glande thyroïde du veau et celle du porc ne sont pas moins efficaces.

En général pourtant, dans la pratique, on emploie de préférence la thyroïde du mouton, la tuberculose étant à peu près inconnue chez cet animal et sa glande étant relativement plus volumineuse. La glande de l'animal jeune est préférable parcequ'elle n'a encore subi aucune des dégénérescences qui se produisent fréquemment avec l'âge. Celle de l'agneau mâle serait de beaucoup plus active (Destot). Baumann, en outre, a démontré que la thyroïde du mouton est plus riche en iodothyrine que celle des autres animaux, abstraction faite de la glande thyroïde des singes anthropoïdes qu'il n'est pas précisément facile de se procurer (!).

Il n'est pas impossible que l'activité du suc varie avec certaines époques de l'année ou suivant les conditions d'élevage, de provenance et d'herbage (Marie). Baumann et Roos, Weiss, dosant l'iode contenu dans les thyroïdes de moutons de provenances diverses, ont constaté de grandes différences dans cette teneur (1). A même poids de glande, un mouton d'Eberfeld, par exemple, donne 1 gr. 44 d'iode, tandis qu'un mouton débité à Paris n'en fournit que 0,35 centigr. Mossé a constaté aussi que les moutons de l'Ariège ont des thyroïdes moins riches en iode que ceux des plaines du Lauraguais (2). Des variations analogues ont été constatées pour la teneur en iode de la glande thyroïde de l'homme.

Si on emploie la glande thyroïde en nature, il importe de recueillir soi-même, si c'est possible, les lobes thyroïdes, car, en demandant au boucher les « glandes du cornet » ou les « riz de gorge », comme il appelle ces glandes, on est bien exposé à trouver dans la matière fournie autre chose que de la substance thyroïde.

Il faut savoir que sur nos mammifères domestiques (bœuf, cheval, mouton et porc) les corps thyroïdes sont des organes pairs, de forme ovoïde, de couleur brun-rougeâtre, situés en arrière et très près du larynx : ils sont appliqués sur la face postéro-latérale du premier anneau de la trachée et recouverts

(1) Weiss, De la teneur en iode des lobes thyroïdes de mouton en Silésie. *Munch. méd. Wochens.*, 5 janv. 1897.
(2) Mossé, De la teneur en iode des corps thyroïdes des moutons débités à Toulouse. *Congrès des Sociétés savantes tenu à Toulouse*, 7 avril 1899.

en dehors par le muscle omoplat-thyroïdien. Chez le cheval, la thyroïde n'a guère que trois centimètres de longueur sur deux de largeur; chez le bœuf, elle est beaucoup plus volumineuse, cinq ou six centimètres sur trois ou quatre; chez le mouton, elle a la forme d'un haricot qu'on aurait aplati; chez le porc, les deux lobes sont très rapprochés l'un de l'autre et forment comme un bouclier qui serait appliqué sur la trachée.

Ainsi que nous l'avons déjà dit, c'est sur le mouton qu'il convient le mieux de cueillir la substance thyroïde. C'est aussi sur lui que la récolte est la plus facile. La partie supérieure de chaque lobe correspond exactement au passage du couteau du boucher dans la saignée de l'animal; souvent même le sommet de ces lobes est entamé par le couteau. C'est donc un point de repère sûr pour trouver la glande du premier coup.

Si l'on veut avoir des lobes bien entiers, et non pas seulement des fragments, il ne faut pas attendre que la trachée et l'œsophage (herbier en terme de boucherie) aient été extraits, opération que le boucher pratique immédiatement après le dépouillage de l'animal, car dans cette extraction une partie de la glande est souvent enlevée. Il faut donc opérer quand la région cervicale est encore intacte, en faisant deux incisions le long de la trachée, une de chaque côté. Quand le mouton est très jeune, le thymus remonte quelquefois jusqu'au larynx, et, si on fait une incision médiane, c'est le thymus qu'on prend au lieu de la thyroïde.

Lorsqu'on a extrait les lobes, il reste à les débarrasser de leur tissu d'enveloppe et souvent de quelques ganglions circonvoisins. Contrairement à ce qui se pratique dans les grandes villes, le boucher de campagne a l'habitude de gonfler l'animal au moyen d'un soufflet (emphysème sous-cutané), pour enlever plus aisément la peau. Cet emphysème artificiel rend plus difficile le nettoyage des lobes de leur tissu cellulaire ; mais il suffit de les laisser tremper quelque temps dans un peu d'eau salée ou vinaigrée et de les presser entre les doigts pour qu'ensuite ce tissu cellulaire soit facilement enlevé.

Bien débarrassés de leurs tissus inutiles, les lobes peuvent être conservés assez longtemps dans de l'eau salée. Lepinois indique une solution de formol au 100° comme rendant inaltérable la substance thyroïde et laissant intacte son activité thérapeutique. D'autres essais de conservation ont été faits, en Angleterre notamment. On mélange la substance thyroïde avec des antiseptiques, des cristaux de thymol par exemple ; mais, d'après Brown-Séquard et d'Arsonval, l'addition d'antiseptiques fait perdre aux extraits organiques toutes ou du moins une grande partie de leurs propriétés.

Les lobes sont donnés en nature, quand on a le malade sous la main et que la provision de substance peut être facilement et souvent renouvelée. Mais si le malade habite loin du médecin et ne peut pas assez souvent renouveler sa provision fraîche, on est bien obligé de recourir aux diverses préparations plus faciles à conserver.

Le mode d'administration de la substance fraîche peut varier à l'infini. On la donnera en fragments crus, hachée, mise sur du pain, préparée en sandwich, incluse dans un cachet (un cachet pouvant contenir 3 gr. de glande), ou encore mise en suspension dans le bouillon, dans des potages, dans du lait, etc. Une légère élévation de la température ne nuit pas à l'efficacité du parenchyme thyroïdien, mais la cuisson détruit le principe actif du tissu. Cependant Vaquez et Lebreton ont guéri un myxœdémateux en trois mois par l'ingestion de la glande légèrement cuite.

La dose moyenne est de 3 à 4 grammes par jour chez un adulte et de 1 gr. chez un enfant. Mais nous verrons plus loin combien est variable la dose nécessaire. La dose doit toujours être formulée en poids et non en lobes : le poids moyen d'un lobe de mouton, c'est-à-dire d'une demi-glande, est environ de 1 gr. 20 à 1 gr. 50, mais il peut varier de 0,90 centigr. à 3 ou 4 gr.

Les diverses préparations confectionnées avec la glande thyroïde sont très nombreuses (extraits fluides, poudres et extraits secs).

Extraits glycérinés, alcooliques et aqueux. — Tous les extraits du corps thyroïde ont été, à quelques différences près, préparés de la façon suivante, qui est celle que j'ai adoptée :

Les lobes sont successivement posés, découpés finement avec un couperet aseptique, bien broyés dans un mortier de porcelaine, puis mélangés à une quantité de glycérine équivalente à quatre fois le poids des lobes. Après un repos de trois ou quatre jours, pendant lesquels on continue à triturer plusieurs fois le mélange, on filtre le liquide. On a alors un suc dosé à 1 pour 5 (une cuillère à café équivalant ainsi à 1 gr. de substance), transparent, à peine teinté en rose, visqueux, d'un goût nullement désagréable, susceptible de se conserver très longtemps dans un endroit frais.

Vermehren a proposé l'emploi d'un extrait alcoolique ; Ewald, celui d'un extrait aqueux.

Poudres et extraits secs. — On a employé aussi des poudres et des extraits secs de thyroïde sous forme de tablettes et de pastilles. L'usage de ces préparations sèches n'est assurément pas, paraît-il, sans danger. Otto Lanz (1), examinant quelques-uns de ces produits fabriqués en Angleterre et y jouissant d'une grande réputation, a trouvé qu'ils con-

(1) O. Lanz, *Ueber thyroïdismus. Deut. med. Wochens.*, 12 sept. 1895.

tiennent des bacilles qui paraissent identiques à ceux de l'œdème malin, et qui, ingérés par des souris, les tuent à faibles doses. Il pense qu'une partie des signes de thyroïdisme, plus souvent constaté avec ces préparations qu'avec la glande fraîche, s'expliquerait par des symptômes d'intoxication septique. Aussi a-t-on demandé, à diverses reprises, dans les sociétés savantes, en Allemagne d'abord et chez nous aussi, une réglementation de la vente des produits thyroïdiens (1).

On a donc à réaliser une préparation contenant la glande entière et présentant le minimum d'altérabilité. Des essais nombreux ont été faits dans ce sens; nous ne citerons que le procédé de peptonisation indiqué par Maurange (2). Le tissu thyroïdien peptonisé peut se conserver indéfiniment à l'état liquide ou à l'état sec. Cette *peptothyroïdine* conserve les propriétés thérapeutiques de la glande, ainsi que le font prévoir les recherches de Howitz et de Mackensie, qui ont démontré que la digestion gastrique n'altère en rien les propriétés des produits de la sécrétion interne de la thyroïde.

Un des meilleurs procédés pour la préparation des pastilles et des capsules de thyroïde est celui qui est indiqué par Yvon et Berlioz (3). Les lobes sont triturés dans un mortier avec du sucre en morceaux et une forte dose d'acide borique. Le sucre absorbe une grande partie du suc de la glande et l'on obtient un mélange à peu près exempt de liquide : on le dessèche dans le vide à une température qui ne dépasse pas 30°, puis on le divise en petites masses que l'on enrobe dans une couche de gélatine. Chacune de ces capsules ainsi obtenues correspond à 0,10 centigr. de glande fraîche. Un

(1) F. Franck, Réglementation de la vente des produits thyroïdiens. *Académie de médecine*, 1899.
(2) Maurange, D'une méthode générale de préparation des médicaments thyroïdiens. *Société de thérapeutique*, 10 nov. 1897.
(3) Yvon et Berlioz, *Archives de neurologie*, 1896.

kilogramme de glandes thyroïdes telles qu'on les reçoit de l'abattoir fournit en moyenne 300 grammes de pulpe, débarrassée de tous tissus étrangers, et son poids se trouve réduit à 80 gr. par dessiccation. Chaque lobe pesant environ 1 gr. 15 et fournissant 0,30 centigr. de poudre, il faut 3 de ces capsules pour représenter un lobe.

Il existe encore des produits spéciaux qui ne sont en réalité que des extraits secs ne différant entre eux que par leurs modes de préparation.

Ainsi, la *Thyroïdine de Vermehren*, qui est une poudre obtenue en précipitant par l'alcool un extrait glycériné formé de parties égales de tissu thyroïde et de glycérine. Vermehren donne cet extrait en pilules à la dose de 10 à 30 centigr. Il est à noter que, sous ce nom, on a vendu, en France et en Allemagne, la simple poudre de thyroïde desséchée, ce qui crée une confusion regrettable, cette poudre étant moins active que le précipité de Vermehren.

Le *Thyroïden* de Gottlieb n'est également qu'un extrait différant peu du précédent (1).

La *Thyradène* de Knoll, qui contiendrait, d'après Ewald, 72 milligr. d'iode par gramme, est une poudre blanc grisâtre, presque inodore et ayant le goût du sucre de lait.

L'*Extrait de Kocher* a été retiré d'un extrait aqueux de la glande, après élimination des corps albuminoïdes et des peptones.

Mais le corps thyroïde a été l'objet de manipulations de laboratoire plus complexes. Après en avoir tiré des extraits, on a cherché à en isoler les principes actifs, tout comme de l'opium, après les extraits et les teintures, on a obtenu les alcaloïdes.

---

(1) Gottlieb, *Deut. med. Wochen.*, 1895, n° 37.

Toutefois, on comprend qu'avec les tissus animaux les recherches soient plus difficiles qu'avec les végétaux : le milieu est plus complexe, il est surtout plus altérable. La matière première ne se recueille pas en masse, comme il serait nécessaire pour un travail de longue haleine. On peut se procurer une quantité énorme et conserver indéfiniment du quinquina et de l'opium ; pour disposer de quantités correspondantes de tissu thyroïdien, on se heurte à des difficultés qui ne peuvent être résolues que par l'effort commun du laboratoire et de l'industrie.

C'est là une collaboration très fréquente dans les pays allemands qui lui doivent l'extraordinaire développement de leur industrie chimique, et cela suffirait à expliquer le grand courant scientifique qui existe de l'autre côté du Rhin et pourquoi, au cours de ces études spéciales de chimie organique, on ne voit figurer presque exclusivement que des noms de savants allemands.

C'est en effet par une collaboration de ce genre qu'Eug. Baumann, professeur de chimie à Fribourg, fut mis à même de mener à bonne fin les analyses chimiques qu'il avait entreprises sur le corps thyroïde. Une société de produits chimiques d'Eberfeld, qui exploite une immense usine de matières colorantes et qui, en même temps, suit avec beaucoup d'intérêt le mouvement thérapeutique dans tous les pays, proposa au savant de mettre d'un seul coup à sa disposition mille thyroïdes de mouton, s'engageant en outre à lui fournir par la suite de nouveaux stocks de matière première aussi importants qu'il les voudrait.

a) **Thyroïodine de Baumann ou iodothyrine de Bayer.** — De tous les produits retirés jusqu'à ce jour de la glande thyroïde, celui-ci est incontestablement le plus important.

Ce qui distingue cette substance organique, c'est qu'elle contient en combinaison de l'iode et de l'azote.

La thyro-iodine (Baumann) ou iodothyrine (Bayer) est une substance solide, amorphe, jaunâtre, insoluble dans l'eau et l'éther, soluble dans les alcalis dilués, résistant à l'action des acides et des alcalis. Elle est très nettement distincte des matières albuminoïdes, non seulement par ses caractères physiques, mais surtout par cette présence de l'iode. Amenée au maximum de pureté, elle peut contenir jusqu'à 10 p. 100 d'iode; il suffit de chauffer une certaine quantité du produit dans un tube à essais pour le voir se carboniser en dégageant abondamment des vapeurs violettes caractéristiques.

Toutefois, dans le produit inaltéré, l'iode ne se manifeste pas aux réactifs habituels : le métalloïde est latent, ou, pour mieux dire, solidement fixé dans un copule organique. La thyro-iodine est d'ailleurs une substance très stable, résistant à l'action prolongée pendant plusieurs heures de l'acide sulfurique étendu et bouillant (Hugounenq).

L'iodothyrine a été trouvée dans la glande thyroïde du mouton (où elle est le plus abondante), du veau, du porc, etc.; elle ferait défaut chez le bœuf. Chez l'homme, elle existe à la dose moyenne de 2 milligr. par corps thyroïde; la plus grande richesse des glandes serait entre 25 et 55 ans.

Pour l'obtenir, Baumann a employé plusieurs procédés. Le premier, au moyen de l'ébullition de la glande dans une solution d'acide sulfurique au 10°, est décrit dans son premier mémoire; mais, ce procédé entraînant une perte de 25 à 30 p. 100 d'iode, Baumann et Roos employèrent les méthodes suivantes :

1° On fait digérer la glande dans du suc gastrique artificiel;

2° On fait l'extraction au moyen de l'alcool et d'un mélange d'eau et de glycérine;

3° Enfin, et ce procédé leur paraît le meilleur, on fait l'extraction avec une solution salée à 0,75 p. 100. Dans cette solution, on fait passer un courant d'acide carbonique ; il se précipite de la globuline ; puis on acidifie la solution et on la soumet à l'ébullition ; il se précipite une combinaison d'albumine et de thyroiodine. Cette dernière est donc combinée partie à de la globuline, partie à de l'albumine.

Catillon (1) a donné un procédé de préparation plus simple et plus expéditif que ceux de Baumann. Il fait digérer la glande thyroïde dans de l'eau distillée avec de la pancréatine. Le résidu est lavé à l'éther de pétrole, puis repris par la soude diluée. La solution filtrée est précipitée par l'acide sulfurique. Le précipité recueilli est lavé à nouveau. On obtient ainsi du premier jet un produit contenant 2 p. 100 d'iode.

Il faut savoir que ce produit iodé, aussi bien en Allemagne qu'en France, n'est pas livré au commerce tel quel, mais seulement après qu'il a été incorporé à du sucre de lait dans une proportion telle que le mélange contienne 3 déci-milligr. d'iode par gramme, ce qui correspond à la teneur en iode d'un gramme de glande thyroïde fraîche. C'est donc un mélange qui est vendu sous les noms de *thyro-iodine* (Baumann), de *iodothyroïdine* (Catillon), d'*iodothyrine* (Bayer). Il est considéré de la sorte comme représentant son poids de glande fraîche.

Baumann et Roos, à la suite de leurs recherches, ont démontré que la thyro-iodine ne préexiste pas isolée dans la glande, mais s'y trouve unie à deux matières albuminoïdes : albumine et globuline. Il existerait donc dans le corps thyroïde deux protéides iodées : la *thyroiod-albumine* et la *thyroiod-globuline*. Ces substances ont toutes les propriétés des albuminoïdes, coagulent par la chaleur, précipitent par les solu-

---

(1) Catillon, *Bull. de la Soc. de thérapeutique*, 10 mars 1897, p. 126.

tions concentrées salines et par l'alcool. (La *thyroïdine* de Vermehren, la *thyroprotéide* de Notkine sont des mélanges contenant ces principes immédiats.) L'action des acides et des ferments solubles dissocie ces protéides en albumine ou globuline d'une part et en thyroïodine d'autre part, absolument de la même façon que ces mêmes agents dissocient l'hémoglobine en hématine et en matière albuminoïde (Allyre Chassavent) (1).

L'iodothyrine fait donc partie de toute cette série si intéressante des corps protéiques iodés, sur lesquels l'attention s'est portée depuis que Loew et Jendrassik ont démontré la possibilité de combiner ensemble l'iode et les albumines. L'*albumine iodée* de Renault est une préparation déjà ancienne : elle est tout au long notée dans le Dorvault de 1886. C'est une combinaison qu'on obtient en chauffant au bain marie de la teinture d'iode diluée, mélangée à de l'albumine pulvérisée.

Blum (de Francfort) (2), en faisant agir l'iode sur de l'albumine et de la peptone, puis en éliminant l'acide iodhydrique ainsi formé, a obtenu un corps qui a les mêmes propriétés que la thyro-iodine de Baumann, mais agissant à des doses plus fortes. L'administration de ce dérivé protéique iodé guérit les chiens éthyroïdés qui ont déjà de la tétanie et augmente la désassimilation de l'azote et de l'acide phosphorique.

Liebrecht, en mettant en présence trois parties de caséine et une d'iode, a obtenu une poudre brune, la *caséine périodée*. Si on traite cette caséine périodée de la façon employée par Baumann pour extraire l'iodothyrine du corps thyroïde,

---

(1) A. Chassavent, *Bull. de la Soc. de thérap.*, 10 mars 1897, p. 133. — Médication thyroïdienne, *Presse médicale*, 27 mars 1896.
(2) Blum, XVe *Congrès allemand de médecine interne*. Berlin, 11 juin 1897.

on obtient un produit ressemblant à l'iodothyrine et contenant 8 p. 100 d'iode. Kocher a employé cette substance et en a obtenu de bons résultats dans la cachexie strumiprive.

Lépinois (1), en faisant agir une solution d'iode iodurée sur le lait, a obtenu une poudre amorphe, légèrement jaunâtre, l'*iodocaséine* ou *caséo-iodine*, se rapprochant beaucoup de l'iodothyrine et paraissant en avoir les propriétés organothérapiques.

L'iodothyrine s'administre à l'état de poudre (en cachets ou en tablettes et pilules). Chaque cachet de 0,30 centigr. équivaut à son poids de glande. On en prescrira donc, comme dose moyenne, de 8 à 10 par jour.

A côté de l'iodothyrine, se placent d'autres produits prétendus similaires contenant également de l'iode et isolés par d'autres expérimentateurs :

La *Thyroglobuline* d'Oswald (2), obtenue en traitant des glandes thyroïdes de porc par la solution physiologique de chlorure de sodium, en filtrant le mélange, puis en saturant à moitié le liquide filtré avec le sulfate d'ammonium. Le précipité, qui est la thyroglobuline, renfermerait de l'iode en plus grande quantité que l'iodothyrine (14,30 p. 100, au lieu de 9,30 p. 100) et serait aussi plus active que celle-ci. Le liquide d'où a été précipitée la thyroglobuline, traité de nouveau par le sulfate d'ammonium, donnerait, d'après Oswald, un second précipité, une nucléoprotéide, qui ne renfermerait pas d'iode, mais du phosphore.

La *Thyroglandine* de Maclennan et la *Panglandine*, — qui se vend quelquefois en France —, appartiennent probablement à la même catégorie de substances iodées.

En opposition à l'iodothyrine, qui, d'après Baumann, se-

(1) Lépinois, *Soc. de pharm. de Paris*, 5 mai 1897.
(2) Oswald, *Münch. med. Wochens.*, 1899, n° 33, p. 1073.

rait la seule substance active par l'iode qu'elle contient, Lanz (de Berne) a dénommé *Aïodine* un produit thyroïdien qui, ne contenant que 0,50 p. 100 d'iode, renfermerait pourtant tous les principes actifs, surtout albumineux, de la glande. Ce produit est obtenu en faisant un extrait de la thyroïde au moyen d'une macération dans une solution à 7 p. 100 de chlorure de sodium. On précipite ensuite par le tannin les albumines, les globulines, les bases et la pseudo-mucine : ce précipité desséché constitue l'aïodine, dont un gramme correspond à dix grammes de glande fraîche (1). Avec ce produit, Lanz a amélioré l'état de jeunes animaux éthyroïdés et obtenu plusieurs succès dans le traitement du goître vulgaire et endémique.

b) **Thyro-antitoxine de Fränkel.** — S. Fränkel (de Vienne) a retiré de l'extrait alcoolique d'une macération de glande une substance azotée, qui cristallise dans le vide et paraît constituée sur le type des guanidines. Cette matière cristallisable et très hygroscopique a pour formule brute $C^6H^{11}Az^3O^5$. Elle ne contient ni phosphore, ni soufre, ni iode. Sa solution aqueuse est neutre ou n'a qu'une faible réaction alcaline. Elle ne précipite pas par l'acétate neutre ou l'acétate basique de plomb, mais par les réactifs des alcaloïdes ; le nitrate d'argent détermine un précipité floconneux, qui se redissout par l'acide nitrique ou par la chaleur. La thyro-antitoxine est considérée par Fränkel comme l'alcaloïde du tissu thyroïdien.

D'après Chassavent, il semblerait que les cristaux de Fränkel ne sont que de l'inosite, souillée par un corps sirupeux que contiendrait le principe actif.

De son côté, Dreschel (2) a isolé deux bases cristallines

(1) Schroges, *Gaz. méd. de Strasbourg*, 1er déc. 1898.
(2) Dreschel, *Centr. für Physiol.*, t. IX, p. 705.

qui agissent sur les animaux éthyroïdés; toutes deux ne contiennent pas d'iode. L'une de ces bases paraît identique à celle de Fränkel.

La thyro-antitoxine n'a guère été employée jusque-là qu'en médecine expérimentale.

c) **Thyroprotéide de Notkine** (1). — Cette substance, à laquelle I. A. Notkine (de Kiew) fait jouer, ainsi que nous le dirons dans la suite, le principal rôle dans la pathogénie de la cachexie strumiprive, constituerait la majeure partie de la masse colloïde de la glande; elle se trouverait en quantité relativement considérable chez le bœuf, le mouton et le cochon, et en petite quantité chez le chien.

D'après Notkine, cette substance appartient au groupe des albuminoïdes ou protéides (albumines composées), attendu que, dans certaines circonstances, elle donne naissance à un dérivé hydrocarboné. Ce n'est pas un composé de corps divers, mais une combinaison chimique bien définie, présentant des réactions susceptibles de la différencier des autres substances protéiques connues. Le perchlorure de fer, ajouté à une solution de thyroprotéide, transforme tout le liquide en un corps gélatineux demi-transparent; le tannin détermine dans cette solution, lorsqu'elle est acidifiée, un précipité floconneux. L'acide phosphorique précipite la thyroprotéide contenue dans des solutions faiblement salines sous forme de masses gélatineuses transparentes, qui ensuite se redissolvent lentement. — Les solutions étendues d'acide acétique, à 1 ou 2 p. 100, dissolvent la thyroprotéide, mais seulement quand elle contient peu de substances salines; cette réaction la distingue de la mucine. — L'alcool la précipite de ses so-

---

(1) Notkine, Pathogénie de la cachexie strumiprive; la thyroprotéide, *Semaine médicale*, 1895, n° 37.

lutions ; le précipité perd rapidement la propriété de se redissoudre.

D'après S. Frankel (1) la thyroprotéide, matière albuminoïde complexe, serait analogue à la *Thyroprotéine* de Budnow et à la *Thyréonucléo-albumine* de Morkolum.

A côté de la thyroprotéide, et jouant vis-à-vis d'elle, d'après Notkine, le rôle d'enzyme ou ferment, il faut placer la *Thyréoïdine*, sorte de thyroïdine épurée. Cette thyréoïdine, ferment soluble, serait composée d'au moins deux corps albuminoïdes dont l'un possède les propriétés de la globuline, et dont l'autre, plus important au point de vue physiologique, est de la nature des enzymes. Elle est constituée par une poudre hygroscopique, d'un jaune pâle, donnant une solution visqueuse. Elle est encore plus toxique que la thyroprotéide, et, à l'inverse de celle-ci, elle détermine surtout des phénomènes d'excitation.

Par la découverte de ces produits qui entrent tous dans la médication thyroïdienne et dont la liste est déjà longue, l'analyse chimique du corps thyroïde a-t-elle dit son dernier mot ? Il est possible que dans l'avenir de nouveaux produits soient isolés encore. Il y a longtemps que Pelletier, Caventou, Sertuerner, etc., ont commencé leurs recherches sur l'analyse des végétaux, et pourtant on continue à découvrir de nouveaux principes dans les mêmes végétaux qui ont été dès le début l'objet de ces analyses. Il est possible encore que les produits thyroïdiens actuellement connus aient une composition chimique encore mal précisée, qu'ils soient pour ainsi dire des produits d'attente, destinés à être remplacés par d'autres d'une composition plus définitive et plus complète. Ce qui confirmerait cette hypothèse, c'est que le professeur A. Gautier a constaté dans le corps thyroïde

---

(1) Frankel, *Wiener med. Blatter*, 1895.

la présence constante de l'arsenic, et que ce métalloïde n'a pas été signalé, comme existant dans la composition des produits dont nous venons de parler, par aucun des auteurs qui s'en sont occupés auparavant.

Chez l'homme, il y a dans le corps thyroïde, pour 127 grammes de tissu, un milligramme d'arsenic. Comme l'iode, cet arsenic s'y trouve combiné avec les matières protéides, les nucléines. Nous verrons que cette *arsénucléine* est susceptible de jouer dans les effets de la sécrétion interne du corps thyroïde un rôle aussi important que l'iodothyrine.

Nous dirons simplement, pour mémoire, que la présence du *brome* a été signalée aussi dans le tissu thyroïdien (1).

Nous dirons, en terminant cette étude des divers produits thyroïdiens, qu'on a songé à prendre le principe actif thyroïdien ailleurs que dans la glande thyroïde. Les veines thyroïdiennes étant considérées comme la voie où est versée la sécrétion interne de la glande, on s'est demandé si le sérum du sang veineux puisé dans ces veines n'aurait pas la même action que le suc thyroïdien lui-même.

Mais Chatin et Guinard (2) ont constaté que ces veines ne contiennent pas le produit de la sécrétion interne de la glande thyroïde ou en contiennent une quantité trop faible pour être appréciable par des résultats physiologiques chez les animaux éthyroïdés. De plus, les éléments globulaires du sang extrait de ces veines ne paraissent pas non plus chargés de ce produit, puisque les injections faites avec le suc obtenu par expression du caillot n'ont pas d'effet plus marqué que le sérum clair obtenu par décantation.

---

(1) Baldi, Présence du brome dans la glande thyroïde., *Gazzetta med. lombarda*, 27 juin 1898.
Roos, Du nombre des substances actives contenues dans la thyroïde. *Münch. med. Wochen.*, 24 nov. 1896.
(2) Chatin et Guinard, Essais d'injections de sérum du sang de la veine thyroïdienne chez les animaux éthyroïdés. *Lyon médical*, 30 sept. 1900.

CHAPITRE III

PHARMACODYNAMIE DES PRODUITS THYROIDIENS

Sommaire. — Pharmacodynamie de la substance thyroïde. — Produits thyroïdiens iodés et produits thyroïdiens non iodés. — Effets physiologiques comparés de l'iodothyrine et de la thyro-antitoxine. — Présence de l'arsenic dans la substance thyroïde : son action.

Ainsi qu'on a pu le voir par ce qui vient d'être dit, dans l'état actuel de nos connaissances sur la pharmacologie des produits thyroïdiens, ceux-ci peuvent être rangés sous deux titres principaux : ceux qui contiennent de l'iode et dont l'iodothyrine est le type, et ceux qui n'en contiennent pas, comme la thyro-antitoxine de Fränkel.

Quelle est, de ces deux séries de produits, celle qui comprend les principes actifs de la glande ?

Baumann et Hutchinson disent qu'il n'y a dans le tissu thyroïdien de produit actif que celui ou ceux qui contiennent de l'iode, tandis que d'autres, Fränkel, Dreschel, Gottlieb, Singer, Chassavant soutiennent au contraire que les protéides iodées ne sont pas les seuls agents efficaces (1).

Ce point a été le sujet d'un vif débat entre Baumann et Fränkel. Ainsi que nous l'avons vu, la thyro-iodine est unie dans la glande à deux substances albuminoïdes et Baumann soutient que tout le principe actif demeure sur le filtre après la coagulation de l'albumine. Fränkel, au contraire, affirme

(1) Hutchinson, *Brit. med. Journ.*, 1890. — Dreschel, *loc. cit.* — Singer, *Club méd. de Vienne*, 30 oct. 1895.

que la *partie filtrée* d'un extrait aqueux de thyroïde s'est montrée active chez deux obèses et sur divers animaux, tandis que le précipité était dépourvu d'activité. Il ajoute que c'est précisément de cette partie filtrée, évaporée, traitée par l'alcool, précipitée par l'éther ou par l'acétone, qu'il a retiré sa substance cristalisable, la *thyro-antitoxine*.

Cette thyro-antitoxine de Fränkel paraît avoir surtout une action contre les accidents aigus de la thyroïdectomie. Ainsi, d'après Fränkel, l'injection de quelques milligrammes de cette antitoxine dans la jugulaire d'un chien amène la fréquence du pouls ; elle provoque le retour des battements du cœur d'une grenouille intoxiquée par la muscarine ; elle fait cesser, chez des jeunes chats, les convulsions dues à l'ablation de la thyroïde ; si cette injection est faite aussitôt après l'ablation, les convulsions ne se montrent pas, mais sans que la mort soit évitée.

L'iodothyrine produit au contraire sur la nutrition une action comparable à celle de la glande en nature, action dont paraît dépourvue la *thyro-antitoxine*. C'est cette différence que démontrent les expériences suivantes de Magnus-Lévy (1) :

Chez un myxœdémateux (à *jeun*, pour éviter l'influence perturbatrice de l'alimentation), il a dosé l'oxygène absorbé et l'acide carbonique exhalé, chaque jour, pendant une durée d'une heure, et cela pendant plusieurs jours consécutifs où le malade tantôt restait sans traitement, tantôt était soumis à la tyro-antitoxine ou à l'iodothyrine. Voici sommairement les résultats obtenus, en ce qui concerne l'absorption d'oxygène et le dégagement d'acide carbonique en centimètres cubes et par minute :

---

(1) Magnus Lévy, *Deut. med. Wochen.*, 30 juillet 1896.

OXYGÈNE		ACIDE CARBONIQUE
	1° Pas de traitement	
De 119 à 125		De 105 à 107
	2° Tablettes thyroïdiennes	
De 131 à 215		De 112 à 153
	3° Thyro-antitoxine	
De 127 à 130		De 106 à 107
	4° Iodothyrine	
De 163 à 198		De 130 à 147

« On voit, dit Magnus-Lévy, que si la thyro-antitoxine, à d'autres égards, produit des effets intéressants, elle est presque sans action sur la nutrition, et que, sur cette dernière, l'iodothyrine agit sensiblement de même que la glande thyroïde en nature. »

Cependant Notkine a contesté l'équivalence qualitative de l'iodothyrine et de la substance thyroïdienne. Sur des chiens qui venaient d'être éthyroïdés, il a vu la glande, administrée en nature, produire la survie, tandis que l'iodothyrine n'empêche pas la mort. Arthur Schiff a fait la même remarque et a établi que le tissu thyroïdien en nature est plus actif, au point de vue de l'excrétion de l'azote et du phosphore.

Quoi qu'il en soit de cette controverse, il est peut-être logique d'admettre, toujours par assimilation avec ce qui se passe pour les médicaments végétaux, qu'à aucun de ces produits n'est dévolue l'activité complète et intégrale, laquelle doit appartenir à la glande tout entière. Cette opinion est précisément d'accord avec ce point que les diverses préparations thyroïdiennes semblent posséder une efficacité variable les unes d'avec les autres.

Cependant, à l'heure actuelle, de tous les produits thyroïdiens, l'iodothyrine est le seul qui ait eu un sort, dont l'emploi s'est vulgarisé. Dès les premiers temps qui ont suivi sa découverte, l'iodothyrine fut employée, et avec succès, dans les mêmes circonstances que le corps thyroïde en nature : dans le myxœdème (Lichtenstein, Marie et Jolly), dans l'obésité (Gerhardt, Hennig). Le fait signalé par Baumann que la quantité d'iodothyrine diminue beaucoup chez l'homme dans le cours du goitre, et aussi le rapprochement de l'efficacité, si anciennement connue, de l'iode dans cette maladie, firent qu'on l'employa de préférence dans le traitement des hypertrophies thyroïdiennes, pour lesquelles le suc thyroïde naturel avait déjà donné de bons résultats entre les mains de Rheinhold, Eminghaus, Kocher, Bruns. Le succès de ces premiers essais avec l'iodothyrine furent remarquables; nous aurons à y revenir à propos du traitement thyroïdien des goitres.

L'iodothyrine est une substance très active. A la dose de 5 à 6 milligr., administrée par la voie stomacale, on observe des effets d'une très grande intensité : angoisse, fréquence du pouls (120 à 150 pulsations), mouvements convulsifs, etc. Des doses plus élevées peuvent entraîner la mort. A la dose de 2 à 3 milligr., on n'observe d'autre trouble fonctionnel qu'un peu de tachycardie, mais à des doses plus élevées des accidents peuvent se produire. La dose maniable du médicament est donc très restreinte. Les doses que nous indiquons correspondent à la partie réellement active, car, pour éviter la confusion, il convient de rappeler encore une fois que l'iodothyrine commerciale contient par gramme 0,3 milligr. seulement d'iodothyrine chimique.

Est-ce par l'iode qu'elle contient qu'agit l'iodothyrine? Cela a été contesté et l'est encore. On a dit que le corps thyroïde du bœuf ne contient pas d'iode, que même en opérant sur de grandes quantités de glandes on n'en trouve pas la moindre trace (Topfer), et que néanmoins le suc thyroïdien de bœuf possède une action en tous points semblable à celle des sucs thyroïdiens iodés (Gueorgewitch). — Barbera (de Bologne) a reconnu que l'iode exerce une action paralysante sur les centres des nerfs dépresseur de Cyon et pneumogastrique, tandis que l'iodothyrine a une action opposée, et il en conclut que cette substance n'agit pas par l'iode qu'elle renferme. Chassavent (*loc. cit.*) émet aussi des doutes sur la valeur de l'iode dans le suc thyroïdien. « Si l'on considère, dit-il, les variations dans la proportion d'iode que contiennent les glandes thyroïdes des différents animaux de même race et de même troupeau, et les quantités d'iode différentes que renferment les principes immédiats obtenus par les méthodes de Baumann, on arrive à se demander si l'iode est bien réellement constitutive de la molécule de l'antitoxine thyroïdienne, de même que le fer est caractéristique de l'hémoglobine. Si l'on remarque en outre que, chez le même animal, la teneur en iode de sa glande varie suivant son alimentation, et même sous l'influence d'un simple pansement iodoformé, sans qu'il y ait dans l'économie de trouble apparent; si, de plus, comme l'ont vu Baumann et Roos chez le myxœdémateux, l'administration des combinaisons iodées ne donne pas lieu à la formation de la thyro-iodine, on arrive à presque conclure que l'iode se combine simplement de préférence avec le protéide actif et qu'on ne doit pas attribuer à l'iode l'action antitoxique du suc thyroïdien. »

Malgré ces remarques et ces observations, nous croyons avec le plus grand nombre des auteurs, — et nous essaierons plus loin de le démontrer, — que l'iode est l'élément actif de l'iodothyrine.

L'iode de l'iodothyrine agit-il comme l'iode ordinaire? Avant que Baumann eut découvert ce produit, Kocher, dont on ne saurait récuser la compétence dans ces questions, prétendait que la médication thyroïdienne ne donne pas dans le goitre des résultats différents de ceux fournis par l'iode. Que, dans le goitre, l'iode et l'iodothyrine produisent des effets presque similaires au point de vue des résultats obtenus, la chose est possible, mais il n'est pas douteux que les deux substances n'ont pas une similitude complète d'action et que l'iodothyrine doit être envisagée comme un composé iodé spécial, ayant une activité spécifique. L'iode qu'elle contient y est en quantité trop faible pour provoquer un effet sensible, si sa combinaison avec la substance organique thyroïdienne ne venait pas modifier sa puissance. Dans une glande d'agneau, la quantité d'iode est de 75 décimillig. pour les deux lobes ; l'ingestion de deux glandes, — ce qui est déjà une forte ration quotidienne, — permet donc d'absorber 15 milligr. d'iode, tandis qu'en prescrivant un gramme d'iodure de potassium on fait prendre 76 centigr. d'iode, c'est-à-dire une dose 50 fois plus forte.

En outre, après l'ingestion de l'iodothyrine, on ne parvient pas à déceler des traces d'iode dans les urines (1). Tandis qu'une dose de 7 milligr. d'iode en combinaison inorganique est encore sensible aux réactifs dans l'urine, Ewald a pu donner 4 gr. d'iodothyrine et Van Jacksh jusqu'à 15 gr. (!) par jour, sans qu'on ait pu déceler la présence de l'iode dans l'urine. Augerer, opérant avec de hautes doses du médicament, n'a jamais constaté d'exanthème ou de coryza iodiques.

Cette union de l'iode à une substance organique qui semble lui conférer des propriétés spéciales, mérite de fixer l'attention et donne lieu à des considérations pleines d'intérêt, que Hugounenq (*loc. cit.*) fait ressortir dans les termes suivants :

Et d'abord, pour que la thyroïodine se rencontre chez les animaux, il faut que l'iode fasse partie intégrante de l'alimentation pour toutes les espèces et sous toutes les

---

(1) Cependant Frenkel (d'Heiden) aurait constaté des traces d'iode dans l'urine à la suite de l'administration de l'iodothyrine. (*Berlin. klin. Wochens.*, 1897.)

latitudes. C'est bien ce que l'analyse chimique avait essayé de démontrer autrefois, mais sans aucun succès. Chatin, qui s'y était employé, n'avait produit que des preuves insuffisantes, et la diffusion universelle de l'iode n'était admise par personne. Il est piquant de voir la chimie physiologique, l'expérimentation et la clinique elle-même provoquer sur ce point un retour d'opinion, non pas directement, mais par une conséquence forcée de leurs constatations.

Pour si répandu que soit l'iode, on peut affirmer qu'il n'existe qu'à l'état de traces chez les végétaux et les animaux terrestres et généralement dans tous les milieux, abstraction faite de l'eau de mer, de quelques sources thermales et d'un petit nombre de gisements (phosphates, nitrates), peut-être d'origine marine. Comment l'organisme s'empare-t-il de ces quantités infinitésimales d'iode pour les fixer dans un parenchyme déterminé, là et point ailleurs? Cette question est à l'heure actuelle insoluble; on ne peut l'éclairer qu'à la lumière de la physiologie comparée, invoquer l'exemple de ces plantes qui font des sélections si sévères dans leur terrain de culture ; telle la betterave dont les cendres sont relativement riches en rubidium, alors que l'analyse spectrale n'accuse qu'avec peine la présence de cet élément rare dans le sol où la plante s'est développée.

Quoi qu'il en soit de ce rapprochement et de l'obscurité qui enveloppe l'origine de la thyro-iodine, on peut affirmer que ce principe immédiat a un rôle physiologique important.

Après avoir constaté la présence de la thyro-iodine dans la thyroïde des animaux supérieurs, Baumann s'est rappelé que, parmi les médicaments les plus employés contre le goitre, figurait autrefois la poudre d'éponges. Cette singulière pratique n'avait-elle, à l'exemple de beaucoup d'autres, aucun fondement? Il ne le semble pas; car Baumann a pu extraire des éponges ordinaires une substance organique iodée très voisine de la thyro-iodine, ce qui prouve que la fonction thyro-iodique est commune aux êtres les plus élevés et aux espèces les plus simples, probablement à toute la série animale.

Si l'iode joue un rôle dans l'action thérapeutique des produits thyroïdiens — ce qui, pour nous, n'est pas douteux — il nous paraît certain que l'*arsenic*, qui existe aussi dans le corps thyroïde d'une façon constante et en quantité incomparablement plus considérable que dans aucun autre organe de l'économie, ne doit pas être inactif dans la médication thyroïdienne. Il est même permis de dire que les effets de cette médication ne sont complets que si les deux éléments, iode et arsenic, se trouvent accouplés dans la substance thyroïdienne employée, et que tout produit où cette association fait défaut ne remplit pas les conditions du médicament thyroïdien complet.

Ainsi que le fait remarquer A. Gautier (1), si on observe que l'arsenic et l'iode sont, dans la nature, souvent juxtaposés, dans le règne minéral d'abord, telles les eaux sulfureuses et iodées qui sont toujours arsenicales, dans le règne végétal aussi, où, dans les algues, par exemple, ils sont fréquemment alliés; si on considère en outre que ces deux éléments sont l'un et l'autre des médicaments pour ainsi dire spécifiques des maladies de la glande thyroïde, on arrive à concevoir que l'état cachectique, qui accompagne l'insuffisance thyroïdienne, peut bien tenir au défaut simultané de la protéide iodée et de la protéide arsenicale que la sécrétion interne verse simultanément dans l'économie.

De même que pour l'iode, l'appareil thyroïdien remplirait donc l'office d'un merveilleux accumulateur à l'égard de l'arsenic, qui, d'après recherches de A. Gautier, existerait aussi

(1) A. Gautier, Présence de l'arsenic dans le corps thyroïde. *Académie de médecine*, 5 déc. 1899; *Bull. méd.*, 1899, p. 1089, et *Bull. méd.*, 1900, p. 117.

en quantité très sensible dans le thymus et le cerveau, à l'état de trace dans la peau, probablement encore dans la glande pituitaire, mais *nulle part ailleurs*. Thymus, cerveau, peau, glande pituitaire ne sont-ils pas précisément les organes qu'atteignent spécialement les troubles de la cachexie strumiprive ?

La *thyroprotéide* de Notkine doit avoir une place à part parmi les produits thyroïdiens, au point de vue de sa pharmacodynamie. Loin de combattre la cachexie strumiprive, son administration la fait naître. C'est, d'après Notkine, le poison fabriqué par l'organisme que la sécrétion thyroïdienne est chargée de neutraliser et qui vient sans cesse s'accumuler au sein même de la glande thyroïde pour y subir cette neutralisation. Cette même substance a été trouvée par Bajenoff dans le sang et les urines des animaux éthyroïdés.

Nous aurons à en parler plus utilement ailleurs.

CHAPITRE IV

EFFETS DE LA MÉDICATION

Sommaire. — Efficacité de la médication thyroïdienne, son action spécifique dans l'athyroïdie. — Dangers de la médication; moyens de les éviter. — Modifications qu'elle apporte : 1° à la dyscrasie sanguine; 2° à la composition des urines et aux échanges organiques.

Pour démontrer d'une façon convaincante l'efficacité de l'opothérapie thyroïdienne, deux conditions sont nécessaires :

1° Se servir de la substance thyroïdienne fraîche en nature et remplissant les conditions que nous avons indiquées (glande thyroïde fraîche d'un jeune mouton, mâle de préférence);

2° L'administrer à un sujet atteint de myxœdème (spontané ou chirurgical).

On assiste alors à la manifestation la plus évidente et la plus merveilleuse des effets curateurs d'un médicament. L'être difforme et d'aspect bizarre qu'est le myxœdémateux, chez lequel toutes les fonctions de l'économie sont déviées, reprend rapidement l'aspect d'un homme ordinaire, simplement, comme dit Kocher, parce que, pendant quelques jours, il a fait usage de quelques sandwich à la glande thyroïde.

Il importe donc de faire la nosographie symptomatique du myxœdème; car ici décrire les symptômes de la maladie, c'est exactement indiquer, en sens inverse, les effets de la médication thyroïdienne, qui est la *restitutio ad integrum* de cet état cachectique.

Le myxœdème (1) paraît affecter particulièrement: 1° l'appareil tégumentaire (peau et muqueuses) ; 2° le système nerveux ; 3° la nutrition générale.

1° **Appareil tégumentaire.** — a) *Peau*. — La peau et le tissu cellulaire sous-cutané sont le siège d'un œdème blanc généralisé à tout le corps, faisant à première vue penser à celui du brightisme, mais en différant déjà essentiellement, par ce fait qu'il ne se laisse pas déprimer par le doigt, tant il est dur et résistant. La figure gonflée, sans aucune expression, immobile, est comme recouverte d'un masque (figure en pleine lune); le malade a un air hébété ; les paupières infiltrées, bouffies, couvrent les yeux, qui paraissent ainsi rapetissés; le nez est fortement élargi ; le front, les oreilles et les joues sont plissés. L'œdème ici a exagéré les rides, contrairement à ce qu'on voit dans les cas de néphrite ou d'affection cardiaque, où elles ont au contraire une tendance à s'effacer. La peau est d'une pâleur blanc jaunâtre et cireuse, sauf une plaquette rosée au niveau de chaque pommette et une teinte légèrement cyanotique des lèvres.

Aux extrémités, l'œdème est caractéristique. Les mains sont épaisses, violacées, larges, déformées ; les doigts sont volumineux et raidis, ce qui enlève toute adresse au malade (main en bêche). Les pieds sont élargis, fortement œdémateux ; les orteils gonflés et les jambes cylindriques rappellent les membres informes des pachydermes (Charcot). La démarche est, par suite, lente et hésitante ; le malade trébuche au moindre obstacle. Les sécrétions sudorale et sébacée étant très diminuées ou nulles, la peau est partout sèche, rugueuse, et desquame souvent aux pieds et aux mains en grosses

---

(1) Nous empruntons la plupart des éléments de cette description à un travail de B. Combes (de Lausanne), le Myxœdème. *Revue médicale de la Suisse romande*, février-juin, 1897, n°s 2, 3, 4, 5 et 6; et à une étude de Briquet (d'Armentières).

écailles. Les cheveux sont rares, secs et cassants ; les poils de l'aisselle et du pubis, les cils et les sourcils sont tombés en grande partie ou même tout à fait disparus. Les ongles sont secs, ont perdu leur éclat et sont striés.

b) *Muqueuses.* — Nous avons vu que la peau était œdématiée sur tout le corps ; les muqueuses sont également envahies par l'œdème. On n'a peut-être pas assez insisté sur certaines conséquences de ce fait; elles sont des plus importantes. La muqueuse buccale est gonflée en tous ses points, d'où augmentation du volume de la langue, rendant la parole embarrassée, boursouflure des gencives et ébranlement consécutif des dents, épaississement des lèvres qui apparaissent plus ou moins renversées.

Le gonflement de la muqueuse nasale explique la fréquence de l'écoulement de liquide muqueux par les narines; et, par suite de l'œdème de la muqueuse oculaire, il y a souvent du larmoiement. Le gonflement de la muqueuse auriculaire peut amener un peu de surdité.

Le pharynx, l'œsophage, l'estomac, l'intestin présentent un état analogue de la muqueuse, d'où l'explication de la dysphagie, des troubles digestifs, de la faiblesse de l'appétit, de la constipation fréquente.

Le gonflement de la muqueuse des voies aériennes explique la raucité et le timbre spécial de la voix, et peut-être en partie l'oppression facile.

Les pertes blanches, le gonflement de la vulve ont leur cause dans l'œdème de la muqueuse vaginale, et le même état des muqueuses des trompes et de l'utérus entre sans doute pour une part dans les troubles de la fonction menstruelle (métrorragies fréquentes et parfois très sérieuses d'après Souques, menstruation ordinairement abolie d'après Combes.)

2° **Système nerveux.** — La torpeur cérébrale domine ; l'intelligence est conservée, mais comme engourdie, la mémoire est affaiblie. En même temps, la torpeur physique est extrême : les malades ont le mouvement en horreur ; ils restent le plus souvent immobiles, et, s'ils se meuvent, ils ne le font qu'avec hésitation et lenteur. La parole, déjà gênée, comme nous l'avons vu, par l'état de la muqueuse buccale, l'est aussi par la paresse de la pensée ; elle est monotone et lente. La sensibilité est diminuée, mais l'anesthésie complète est rare. Les malades se plaignent souvent de douleurs de tête, surtout au sommet du crâne, de bourdonnements d'oreilles, quelquefois de fourmillements dans les membres

3° **Nutrition générale.** — Le malade est dans un état de langueur, de lassitude extrêmes ; paresseux, apathique, il est continuellement somnolent. Un des traits importants de la symptomatologie est la sensation du froid, sensation correspondant à un abaissement très réel et très remarquable de la température centrale : on constate souvent au thermomètre 36°, on aurait même observé 30°.

Au point de vue cardio-artériel, on trouve la faiblesse des battements cardiaques et l'irrégularité du pouls. La circulation est lente, le pouls petit et dépressible. Les hémorragies sont fréquentes. Le sang est aqueux et le nombre des hématies est diminué ; l'hémoglobine est au-dessous de la normale.

L'urine diminue ; le malade n'a jamais soif et déteste la viande (Pel).

Chez les jeunes sujets, la croissance est arrêtée, et le squelette subit des déformations.

Eh bien ! nous le répétons, cette dystrophie générale dite myxœdémateuse, qui procède de la suppression de la fonction thyroïdienne, disparaît totalement sous l'influence de l'administration de la substance thyroïde. C'est l'indication que le traitement thyroïdien agit identiquement comme la glande thyroïde elle-même en fonction. Il supplée à cette glande quand elle fait défaut, elle lui vient en aide quand elle est insuffisante.

Théoriquement et pratiquement, la médication thyroïdienne consiste donc à rendre à l'organisme le produit naturel de la sécrétion de la glande, quand cette sécrétion est absente, insuffisante ou adultérée. Par conséquent, pour que cette médication soit efficace, il est nécessaire que le produit thyroïdien administré soit en rapport par sa quantité et sa qualité avec la quantité et la qualité d'un produit naturel sécrété par une glande thyroïde normale. Cela revient à dire que si ces conditions n'existent pas, la médication peut donner lieu à des accidents.

Ces accidents, qu'on réunit sous le terme de *thyroïdisme*, sont fréquents et font que la médication exige une surveillance attentive. Ils sont le plus souvent marqués par de la tachycardie, des céphalées, des vertiges, de l'excitation mentale, des syncopes, des tremblements, de la névrite optique (Coppez), de l'asthénopie accommodative (Venneman), de la dyspnée, des parésies, des nausées, des vomissements (Marie, Beclère), de la fièvre, de la polyurie, de la glucosurie, de l'albuminurie. Nous aurons à revenir sur ces accidents de la médication, quand nous nous occuperons en détail des diverses maladies justiciables du traitement thyroïdien. Mais nous dirons ici qu'on a indiqué comme correctif des accidents de la médication thyroïdienne l'emploi simultané de l'arsenic. Cette indication a été fournie par Mabille (1), avant que le professeur A. Gautier ait fait connaître l'association de l'arsenic à l'iode dans le tissu thyroïdien. Ewald (2) a pu admi-

(1) Mabille, De l'efficacité de l'arsenic contre les accidents de la médication thyroïdienne. *Thèse de Lille*, 1898.
(2) Ewald, Préparations thyroïdiennes et arsenicales. *Thérap. d. Gegenw.*, 9, 1899.

nistrer, dans certains cas, 10 grammes (!) d'iodothyrine, en y ajoutant des petites quantités d'arsenic, sans avoir à noter aucun signe de thyroïdisme, ce qui n'aurait pas manqué avec une médication thyroïdienne exclusive aussi intensive.

Sans parler de la qualité du produit, tout particulièrement altérable, puisqu'il est de nature animale (1), la question du dosage est des plus délicates.

Pour un même produit thyroïdien, la dose utile varie d'un sujet à l'autre. Même chez le myxœdémateux athyroïde, où, toute la sécrétion naturelle absente étant à fournir, le dosage semblerait devoir être facilement déterminé, le traitement donne fréquemment lieu à des surprises, comme nous le verrons plus loin. Mais, quand il s'agit d'autres sujets chez lesquels la glande est simplement insuffisante, l'incertitude est complète. Ignorant la valeur sécrétoire de la glande insuffisante, on ne peut connaître la quantité supplémentaire du produit thyroïdien à fournir à l'économie et on est forcément réduit à procéder par tâtonnements. Les doses, qui sont indiquées et que nous avons indiquées nous-même pour chaque produit thyroïdien, varient ainsi dans des limites très étendues; le mieux est de commencer par de faibles doses qu'on augmentera progressivement.

Comme pour toute médication, il y a aussi des contre-indications : on sera particulièrement réservé à l'égard des sujets atteints d'irrégularités des battements du cœur, de glycosurie, d'albuminurie (Von Noorden, Selesinger), de tuberculose (Hertoghe). Il convient, dans tous les cas, d'interrompre la médication dès les premiers signes d'intolérance et de surveiller étroitement les sujets atteints de protopathies hépatique et rénale et de faire régulièrement l'analyse des urines.

Il existe aussi des susceptibilités idio-syncrasiques comme

(1) Bardet, Glandes thyroïdes livrées altérées. *Bulletin de thérapeutique*, 1900.

pour les autres médicaments. Becker cite un enfant qui absorba en une seule fois 90 tablettes de thyroïdine, sans présenter aucune incommodité, alors que ces tablettes s'étaient montrées efficaces chez d'autres sujets à très faibles doses. Chez le même sujet, la même préparation n'a pas toujours les mêmes effets : Howitz a vu, chez un myxœdémateux, l'amélioration survenir une première fois après des doses de 1 gramme, puis seulement après des doses de 3 grammes et plus tard de 10 grammes. Les très jeunes sujets supportent assez mal le traitement thyroïdien (Marfan). Guinon a vu trois cas de mort chez des jeunes enfants.

La médication thyroïdienne mérite donc d'être attentivement surveillée ; mais nous verrons dans la suite que les dangers du traitement ont été plutôt exagérés.

Cette notion schématique des effets de la médication, que nous venons d'exposer, doit être complétée par une étude détaillée des modifications que cette médication apporte dans les différents tissus et liquides de l'économie.

I. — MODIFICATIONS DU SANG. — Du jour où ils ont été mis en présence des accidents strumiprives, tous les observateurs ont pu noter les altérations profondes du sang chez les animaux thyroïdectomisés et chez les myxœdémateux.

Les *globules rouges* ont été trouvés souvent moins nombreux, chez les enfants surtout, quelquefois pourtant à leur chiffre normal. Presque toujours, sous l'influence du traitement thyroïdien, leur nombre augmente.

Dans les mêmes circonstances, le chiffre de l'*hémoglobine* s'abaisse et se relève (Mendel, Lichtenstein, Schotten, Vaquez, Masoin). Vaquez (1) a vu l'hémoglobine, par millions

(1) Vaquez, Examen du sang des myxœdémateux. *Progrès médical*, 20 mars 1896, p. 180. — Vaquez et Lebreton, *Soc. méd. des hôpitaux*,

de globules rouges, passer de 27 μ gr. à 33 μ gr., après le traitement. L'augmentation du nombre des globules rouges, à la suite du traitement, est toujours postérieure à l'augmentation de la valeur hémoglobinique.

Krœplin et, après lui, Vaquez ont signalé *l'augmentation du diamètre globulaire* chez les myxœdémateux.

Vaquez et Lebreton ont attiré l'attention sur la présence de *globules rouges à noyaux* dans le sang des athyroïdes. La présence de ces globule nucléés est peut-être capable de fournir une explication plausible de l'état du sang des athyroïdes : on peut se demander s'il n'y a pas chez eux une sorte de persistance du processus fœtal de l'hématopoïèse. On sait en effet que les érythrocytes nucléés se rencontrent habituellement dans le sang fœtal et que les globules rouges présentent aussi un diamètre plus grand chez le fœtus que chez l'adulte. Ces hématies à noyaux étant très rares après la naissance, il semblerait donc que le myxœdémateux soit un infantile ayant une aptitude particulière à former ces sortes de globules (Hayem). Il n'y a, du reste, rien d'étonnant à ce que le sang présente lui aussi, chez les athyroïdes, une sorte d'arrêt de développement. A rapprocher de la présence de ces érythrocytes fœtaux dans le sang myxœdémateux le fait suivant constaté par Kohlrausch : cet auteur a vu, dans les acini de la glande thyroïde, des corpuscules qui, ressemblent à des *hématies en voie de formation*, et qui venus d'ailleurs, subiraient leur dernière tranformation dans cette glande.

Les **leucocytes**, augmentés immédiatement après la thyroïdectomie, diminuent rapidement un peu plus tard (Horsley, Mendel, Schotten). D'après Vaquez, les variations sont peu accentuées et sensiblement égales à la normale.

11 janv. 1895. — Pollaci, Recherches hématologiques avant et après le traitement thyroïdien. *Riforma medica*, 26 oct. 1897.

Le rapport des variétés de globules blancs entre elles ne présente pas non plus de grande différence. Il est un fait à noter pourtant, c'est, au début du traitement thyroïdien, une formation de grands leucocytes mononucléaires, beaucoup plus active que celle des leucocytes polynucléaires. L'augmentation de nombre de ces grands leucocytes, qui, d'après certains auteurs, prennent naissance dans la moelle des os et les autres organes formateurs du sang, résulte-t-elle du fonctionnement nouveau de ces centres hématopoïétiques rappelés à la vie par le traitement thyroïdien? C'est un aperçu intéressant.

En plus de ces modifications des ses organites, d'autres particularités dans la composition du sang ont été encore signalées.

Schmidt (de Dorpat-Youriew) a noté une *augmentation du poids spécifique du sang* après la thyroïdectomie.

J. Donath prétend que de petites doses d'extrait glycériné de thyroïde augmentent l'*alcalinité du sang*, et, rappelant que, d'après Fodor, le sang des lapins auxquels on injecte un alcali devient plus bactéricide, en ce sens qu'il augmente les oxydations, il en conclut que c'est en accroissant l'alcalinité du sang que la substance thyroïde ingérée active la vitalité et l'énergie des échanges nutritifs. Du reste, d'après Nencky (de Berne), à l'état normal, la composition du sang qui sort de la glande thyroïde diffère au point de vue de son alcalinité et de son contenu en fibrine et en hémoglobine du sang artériel qui y pénètre.

Après la thyroïdectomie, la *veinosité du sang est augmentée* (Horsley). Albertoni et Tizzoni ont confirmé ce fait en constatant une « diminution énorme du contenu du sang en oxygène ». Le sang artériel des animaux éthyroïdés contiendrait, en moyenne, moins d'oxygène que le sang veineux des animaux sains. La différence est frappante et c'est à cet énorme déficit de l'oxygène (anoxyhémie) que ces auteurs attribuaient tous les symptômes de la cachexie strumiprive aiguë du chien. Ils en concluaient que la fonction principale de la thyroïde consiste à communiquer à l'hémoglobine la faculté de fixer l'oxygène. Masoin (de Louvain) a constaté également que la quantité d'oxyhémoglobine s'abaisse beaucoup dans le myxœdème et que, chez les sujets guéris, elle se relève en demeurant cependant inférieure au chiffre normal (1).

Des principes nouveaux, qu'on n'est pas habitué à y voir, ont été constatés dans le sang, après la thyroïdectomie.

Halliburton a trouvé de la *mucine* dans le sang des singes d'Horsley. Il en dosa 0,85 p. 1000 dans le sang d'un singe qui survécut 45 jours à l'éthyroïdation, et 0,08 p. 1000 chez un autre. Horsley et, après lui, Mendel (2) font remarquer que la quantité de mucine fournie par la parotide augmente beaucoup.

Le sérum du sang des animaux éthyroïdés possède des propriétés toxiques, dues assurément à des principes que les réactions chimiques sont impuissantes à déterminer, mais que les réactions vitales mettent en évidence.

D'après Bianchi Mariotti (3), le pouvoir bactéricide du sérum sanguin diminue; Blumreich, Jacoby (4), Wassermann et Takaki (5) ont confirmé ce fait, ce qui concorde, comme l'a signalé Charrin, avec la propension aux infections que présentent les sujets privés de thyroïde.

Gley, avec du sérum de chien éthyroïdé, Sgobbo et La-

---

(1) J. Donath, Zur Wirkung des Schild. *Virchow's Arch.*, 1896. — Albertoni et Tizzoni, *Archiv.p. le Scienz e medic.*, vol. X n° 2. — Masoin, *Soc. de biol.*, 16 mars 1895.
(2) Mendel, *Soc. de méd. berlinoise*, 23 nov. 1892.
(3) Mariotti, *Riforma med.*, 16 déc. 1895.
(4) Jacoby, *Berlin. klin. Wochens.*, 13 avril 1896.
(5) Wassermann et Takaki, *ibidem*.

mari (*loc. cit.*), Vassale et Rossi (1) avec du suc musculaire, injectés dans les veines, ont déterminé des phénomènes d'intoxication (secousses et contractions fibrillaires, convulsions, abattement, etc.).

Bajenoff (2) a isolé du sérum de chiens éthyroïdés une substance qui provoque sur le lapin, en injections intraveineuses, les mêmes symptômes que ceux qu'on observe chez le chien après l'extirpation glandulaire. Pour Bajenoff, cette substance serait le poison qui, n'ayant pu être détruit par le corps thyroïde absent, circule dans l'organisme, et y provoque la production du complexus nerveux qu'on observe chez les animaux thyroïdectomisés. En un mot, cette leucomaïne ne serait autre chose que la thyroprotéide, que Notkine découvrit postérieurement dans la substance colloïde et dont nous avons déjà parlé.

Il va sans dire que toutes ces toxines existant dans le sérum sanguin doivent se retrouver dans les divers tissus et liquides de l'organisme et en particulier dans les urines.

II. — Modifications dans les urines et les échanges organiques. — Chez les thyroïdectomisés, la quantité des urines est en général diminuée. L'antidiurèse, d'après Ver Ecke (3), est proportionnelle à la quantité du tissu excisé; l'excision totale peut réduire de moitié la quantité urinaire.

Par contre, un des effets les plus immédiats du traitement thyroïdien, c'est la diurèse, qui coïncide souvent avec l'apparition de sueurs. Cette diurèse est éphémère et cesse avec la suspension du traitement. Chez l'homme, le traitement peut provoquer la soif (Ver Ecke).

(1) Vassale et Rossi, Toxicité du suc musculaire des animaux thyroïdectomisés. *Rev. sperim. di Fren. e di med. leg.*, 1894.
(2) Bajenoff, broch. in-8, Karkow, 1894; et *Presse médicale*, 20 oct. 1894.
(3) Ver Ecke, *Arch. internat. de pharmacodynamie*, vol. 18, fas. 1, p. 2.

Slosse et Godart (1), voulant expliquer l'apparition de cette diurèse, firent une fistule du canal thoracique sur de grands chiens, recueillirent la quantité de lymphe qui s'écoulait en un temps donné, puis firent une injection de liquide thyroïdien et recueillirent de nouveau la lymphe produite pendant le même temps. Ils constatèrent que la quantité et la qualité de la lymphe changeaient dès les premières minutes après l'injection. La lymphe était devenue moins coagulable, moins visqueuse, plus aqueuse, et la valeur de l'écoulement s'élevait à près de quatre fois ce qu'elle était avant l'injection du suc thyroïdien.

D'après les recherches de Bartelt (2), en effet, la thyroïdine n'est pas, à proprement parler, un diurétique, en ce sens qu'elle n'agit pas en excitant les reins, mais augmente, en déshydratant les graisses, la teneur du sang en eau et en sels.

Après la thyroïdectomie, les urines *deviennent plus toxiques*. D'après Laulanié, cette toxicité urinaire augmente dans des proportions considérables. Seulement, Gley fait remarquer que, dans ces sortes de recherches, il ne faut pas calculer, comme l'a fait Laulanié, par le nombre de centimètres cubes d'urine nécessaires pour tuer un kilogramme d'animal, mais déterminer, conformément aux règles établies par Bouchard, le *coefficient uro-toxique*, c'est-à-dire « la quantité de matière toxique que l'unité de poids produit dans l'unité de temps », ou encore « le nombre d'uro-toxines fabriquées en 24 heures par un kilogramme d'individu ». De cette façon on arrive à des chiffres plus faibles que ceux fournis par Laulanié. Gley, étudiant donc sur quatre chiens, avant et après la thyroïdectomie, la toxicité des urines, a vu le coef-

---

(1) Slosse et Godart, *Journ. de la Soc. roy. des Sc. méd. et nat. de Bruxelles*, 13 février 1892.
(2) Bartelt, *Sitzingsb. d. Naturforsch*, 1897.

ficient urotoxique passer de 0,270 en moyenne à 0,390 et quelquefois à 0,495.

La toxicité urinaire ne se produit pas sensiblement tout de suite après la thyroïdectomie ; elle n'augmente beaucoup que lorsque les accidents se sont développés et que, pendant un ou deux jours, les attaques convulsives se sont succédées. Cette urotoxicité, bien marquée les premiers jours, s'atténue pour disparaître complètement.

Ces recherches de Gley et de Laulanié ayant été contestées par Slosse et Godard (1), P. Masoin (de Louvain) reprit la question, et, en suivant le procédé de Bouchard et de Gley, est arrivé à des conclusions identiques, qu'il résume ainsi : 1° la toxicité urinaire s'élève après la thyroïdectomie ; 2° la courbe de toxicité suit sensiblement celle des accidents post-opératoires ; 3° la toxicité s'élève considérablement au moment des accès épileptiformes et de polypnée ; 4° l'inanition constitue une cause d'erreur, qui tend à diminuer le coefficient urotoxique.

Il est intéressant d'ajouter que la toxicité urinaire diminue par l'addition à l'urine de quelques cent. cubes d'extrait thyroïdien (Charrin).

Bajenoff a retrouvé dans l'urine la leucomaïne qu'il avait découverte dans le sang d'animaux thyroïdectomisés.

Chez les Basedowiens, qui sont considérés, — mais à tort à notre sens, — comme des hyperthyroïdiens, Boinet et Silbert (2) ont retiré de l'urine trois variétés de ptomaïnes, après alcalinisation. La première, soluble dans l'alcool amylique, détermine de l'arythmie et des convulsions ; la deuxième, que dissout la benzine, produit des troubles cardiaques plus atténués ; la troisième, qu'entraîne l'éther, est convul-

---

(1) Slosse et Godard, *Congrès de Physiologie de Liège*, 1892.
(2) Boinet et Silbert, *Assoc. franç. p. l'avanc. des sciences*, session de Marseille, 1891 ; — *Revue de médecine*, 1892, p. 33.

sivante et engendre le ralentissement du cœur, puis son accélération et son arrêt en systole. En opérant sur l'urine acidifiée, on décèle une base génératrice de paralysies musculaires, une seconde capable d'accroître les contractions du ventricule.

C'est principalement par l'analyse des urines qu'on se rend compte des modifications que subissent les **Echanges organiques**. Celles-ci sont très remarquables à la suite de la thyroïdectomie et de l'opothérapie thyroïdienne.

L'étude de la désassimilation des *albuminoïdes*, en particulier, offre un grand intérêt. Après la thyroïdectomie et chez les myxœdémateux, l'excrétion de l'azote subit une notable diminution; l'urée et l'acide urique sont au-dessous de la moyenne. D'après Vermehren, il y aurait 6 à 7 gr. d'azote excrétés en moins par jour.

A la suite de l'opothérapie thyroïdienne, la suractivité de la désassimilation des matériaux albuminoïdes se manifeste par une augmentation de l'excrétion de l'azote qui, d'après Vermehren, peut atteindre le triple de la quantité normale; — par l'accroissement du taux de l'urée éliminée (W. Ord et E. White, Canter, Scholz, Mordagne); — par une augmentation notable de l'excrétion de l'acide urique (Israï, Vas et Gara) (1).

Cette question de l'exagération de la désassimilation des albuminoïdes sous l'influence du régime thyroïdien a soulevé et soulève encore de nombreuses controverses. Admise d'abord sans contestations, elle fut niée catégoriquement par Weber (2), qui ne constata aucune modification dans la quantité de l'azote excrété ni après la thyroïdectomie, ni pendant

(1) Ord et White, *Brit. med. Journ.*, 23 juillet 1893. — Mordagne, Médication thyr. et modif. de l'excrétion urinaire. *Thèse de Toulouse*, 1895. — Israï, Vas et Gara, *Deut. med. Wochens.*, 9 juill. 1896, p. 439. — Israï, *Ibidem*, 22 déc. 1896.
(2) Weber, *Soc. de méd. interne de Berlin*, 29 avril 1896.

la médication thyroïdienne ; elle fut même indiquée en sens inverse par Tchirkoff (1), qui prétendit que les transformations azotées sont plus élevées dans le myxœdème et diminuées par l'ingestion de la glande.

Cependant Bleibtron et Wendelstadt (2) semblaient avoir solidement établi la réalité de cette désassimilation exagérée, en montrant que l'augmentation considérable de l'azote excrété, qu'ils constataient sur un sujet en expérience, n'était pas diminuée par l'adjonction à l'alimentation d'une forte proportion d'hydrates de carbone (3).

Mais Richter (4) fit remarquer que le sujet de Wendelstadt recevait une ration insuffisante de deux cinquièmes environ, et que cette circonstance expliquait la dénutrition azotée. Reprenant la même expérience, en se plaçant dans de meilleures conditions, il a soumis son sujet à une ration abondante pendant six jours. Celui-ci a, durant ce temps, reçu 120 gr. d'azote et en a éliminé seulement 90 gr., soit un gain quotidien de 5 gr. Puis, pendant quatre jours, tout en continuant la même alimentation, il a pris de la substance thyroïde : il a reçu 80 gr. d'azote et en a rendu 67 gr., soit un gain quotidien de 3 gr. 20. En même temps, le poids du corps subissait des variations intéressantes : durant la période préparatoire de six jours, il a gagné environ 400 gr.; pendant les quatre jours de médication thyroïdienne, il a perdu *trois livres*. En résumé, ce sujet, bien qu'il fût largement nourri, a *maigri* pendant la médication, mais a *maigri sans perdre de son azote*; bien au contraire, il a continué à en emmaga-

---

(1) Tirchkoff, *Congrès des natur. et méd. russes.* Moscou, janv. 1894.
(2) Bleibtren et Wendelstadt, *Deut. med. Wochens.*, 30 mai 1896.
(3) Voir sur ce sujet : professeur Lépine (de Lyon), *De la médication thyroïdienne. Semaine médicale*, 1896, p. 57; — *La Thyro-iodine. Ibidem*, 1896, p. 333 ; — *Sur le mode d'action de l'opothérapie thyroïdienne. Ibidem*, 1897, p. 469.
(4) Richter, *Central. Blatt für. inn. Med.*, 18 janv. 1896.

sincr, moins cependant que pendant la période préparatoire (3 gr. 20 au lieu de 5 gr.).

Schöndorf (1) est arrivé à des conclusions à peu près semblables. D'après lui, il ne se produit pas *primitivement* de désassimilation exagérée de l'albumine. Ce n'est que lorsque la réserve de la graisse est tombée à un certain taux que le mouvement de dénutrition entame les albuminoïdes.

Toutefois il est un fait qui paraît certain, — et les expériences de Gluzinski et Lemberger, de Magnus-Lévy, de David (2) sont confirmatives sur ce point, — c'est que, même avec une alimentation excessive, au bout de quelque temps de la médication thyroïdienne, le sujet tend à perdre plus d'azote qu'il n'en absorbe. Il se peut que, chez certains individus, cette tendance soit très prononcée, et on conçoit dès lors que la médication soit mal supportée par ces sujets-là ; en tous cas, il convient de surveiller attentivement le bilan de l'azote chez les personnes soumises à l'opothérapie thyroïdienne.

L'excrétion urinaire du *phosphore* diminue après la thyroïdectomie (Ver Ecke) ; elle augmente sous l'action du suc thyroïdien (Roos, Canter (3) : d'où l'utilité, d'après Kocher, du phosphate de soude dans le traitement de la maladie de Basedow. W. Scholz (4) n'a pas trouvé d'augmentation de phosphates dans l'urine, mais beaucoup dans les fèces, au point d'y constituer une sorte de diabète phosphatique intestinal.

Les échanges des *chlorures* paraissent influencés dans le même sens que la diurèse et il semble que les rapports de

(1) Schöndorff, *Arch. f. d. gesammte Physiol.*, LXVII, p. 349.
(2) Gluzinski et Lemberger, *Centr. Blatt f. inn. Med.*, 30 janv. 1897. — Magnus-Lévy, *Zeitsch. f. klin. Med.*, XXXIII, 3-4. — David, *Zeitsch. f. Heilk.*, XVII, p. 439.
(3) Roos, *Zeitsch. f. physiol. Chemie*, XXI, 1. — Canter, *Annales de la Soc. méd. chirurg. de Liége*, janv. 1895.
(4) W. Scholz, *Centr. Blatt f. inn. Med.*, 26 oct. et 2 nov. 1895.

l'élimination du chlore avec l'activité de la glande thyroïde ne soient qu'indirects.

En même temps que l'exagération de la dénutrition, on observe parfois de la *glycosurie* chez les sujets soumis au traitement thyroïdien. Dale James, Dennig, Senator, ont constaté la présence passagère du sucre pendant le traitement. Ewald a vu un cas de glycosurie durable qui paraît même avoir passé à l'état de diabète. Par contre, Stabel n'a jamais constaté de glycosurie dans 83 cas de goitres où le traitement était appliqué même avec intensité (1).

Cette propriété du suc thyroïdien de faire apparaître la glycosurie chez des *prédisposés* doit être rapprochée de ce fait qu'on peut provoquer aisément chez les basedowiens une glycosurie alimentaire, en leur faisant ingérer une petite quantité de sucre. Ces sujets, étant dans un état d'intoxication chronique par les produits de sécrétion du corps thyroïde, se trouvent dans le même cas que les individus sains qu'on soumet au régime thyroïdien. Cette tendance à l'apparition de la glycosurie alimentaire se retrouve chez les obèses, pour lesquels le ralentissement des combustions crée une imminence permanente à la glycosurie.

Il n'est pas rare encore de constater du sucre dans l'urine des basedowiens (2). Cette glycosurie basedowienne, transitoire ou permanente (celle-ci, qui constitue le diabète vrai, est plus rare : on en compte une vingtaine de cas), est sus-

---

(1) Dale James, *Brit. Journ. of Dermatol.*, juin 1894 ; — Dennig, *Münch. med. Wochen*, 23 avril 1885 ; — Ewald, *Berlin. klin. Wochen*, 14 janv. 1895 ; — Stabel, *Société de méd. de Berlin*, 22 janv. 1896.

(2) Souques et Marinesco, Goitre exophtalmique compliqué de diabète. *Bulletin médical*, 1897, p. 561. — Pitres (de Bordeaux), *Bulletin médical*, 1897, p. 773. — Lanuois, *Lyon médical*, 14 novembre 1897, p. 327. — Bettmann, Morbus Basedowi mit diabetes mellitus. *Münch. med. Wochensch.*, 8 et 15 décembre 1896. — Grawitz, *Fortsch. der Med.*, 15 nov. 1897. — Diénot, De la glycosurie dans la maladie de Basedow. *Thèse de Lyon*, 1898.

ceptible d'une explication qui peut satisfaire à la fois les partisans de la théorie thyroïdienne et ceux de la théorie bulbaire du goître exophtalmique. En effet, chez les basedowiens, le produit adultéré de la sécrétion thyroïdienne agit principalement sur la région bulbaire et actionne par conséquent les points mêmes dont l'irritation détermine le plus souvent le diabète nerveux.

Assurément, il faut une prédisposition pour faire naître la *glycosurie thyroïdienne*, car il est exceptionnel qu'un individu soumis au régime thyroïdien devienne glycosurique ; mais ce qui prouve que le suc thyroïdien *par lui-même* est bien une cause provocatrice de la glycosurie, c'est la fréquence remarquable de la glycosurie alimentaire provoquée chez les sujets qui sont soumis à l'ingestion des préparations thyroïdiennes. C'est aussi l'existence de la glycosurie alimentaire chez les basedowiens. Krause et Ludwig ont vu une jeune basedowienne, soumise à l'ingestion de 100 à 200 gr. de glycose pur, rendre jusqu'à 17 gr. p. 100 du sucre ingéré, ce qui est une proportion colossale. Chvosteck, sur six basedowiennes à qui on donna 150 gr. de glycose, constata de la glycosurie alimentaire très prononcée (1).

Dans le but d'étudier cette influence exercée par le suc thyroïdien sur la production de la glycosurie alimentaire, Strauss (2) a fait des expériences pleines d'intérêt. A des sujets qui, consécutivement à l'ingestion de 100 grammes de glucose, n'avaient pas présenté de glycosurie, il a administré des tablettes de thyroïde et la même quantité de sucre. Chez un certain nombre d'entre eux, il a observé de la glycosurie. Il a soumis alors ceux-ci à une contre-épreuve, consistant en une nouvelle administration de 100 grammes de glucose

---

(1) Krause et Ludwig, *Wien. klin. Wochens.*, 1891, p. 855. — Chvosteck, Ibidem, 1892, p. 251. — Lépine, *Revue de médecine*, 1901, p. 710.
(2) Strauss, *Deuts. med. Wochensch.*, 29 avril et 13 mai 1897.

sans thyroïde ; le sujet, dans ce cas, ne présentait pas de glycosurie. Ce n'est d'ailleurs que chez des alcooliques que ces résultats ont été positifs.

En employant des doses plus élevées de substance thyroïde, Bettmann (1) est arrivé à des conclusions plus affirmatives encore. Les expériences ont porté sur des personnes atteintes de dermatoses, qui recevaient pendant huit jours des préparations thyroïdiennes à dose croissante. Après avoir pris ces préparations, les sujets ingéraient un matin 100 grammes de glucose pure, quantité insuffisante pour provoquer à l'état normal de la glycosurie. Or, 12 fois sur 25 expériences, Bettmann a pu constater la présence du sucre dans l'urine.

S. Mawin (2) a obtenu des résultats moins probants. Vingt-cinq personnes ne paraissant présenter aucune disposition à la glycosurie ont fait usage d'un régime thyroïdien intensif pendant huit jours. Chez deux d'entre elles seulement la suralimentation a donné une glycosurie alimentaire passagère.

D'autres faits intéressants ont été rapportés encore sur la glycosurie thyroïdienne. Blackstein (*loc. cit.*) a trouvé assez souvent des altérations du corps thyroïde chez les glycosuriques. Sur six diabétiques obèses, il a constaté cinq fois non pas un goitre proprement dit, mais une tuméfaction notable de la glande. Dans une autopsie, il a trouvé une altération caractérisée par une transformation fibreuse et kystique. Minkowski a vu la glycosurie se produire après la thyroïdectomie.

Le processus pathogénique de cette glycosurie n'est pas bien connu. On sait seulement, par les expériences de Georgiewsky (3) faites sur le chien, qu'elle ne se produit pas si

(1) Bettmann, *Berlin. klin. Wochensch.*, 14 juin 1897.
(2) S. Mawin, *Berlin. klin. Wochen*, n° 52, 27 déc. 1897.
(3) Georgiewsky, *Zeitsch. f. klin. Med.*, XIII, 1, 2, p. 177.

l'animal est soumis à la diète carnée, et qu'elle se montre au contraire s'il est au régime de la soupe. Le même expérimentateur a fait l'intéressante remarque que les jours où l'urine est sucrée, elle renferme moins de matières incomplètement oxydées que les jours où elle ne contient pas de sucre. Ceci permet de conclure que ce n'est pas au défaut d'énergie oxydante qu'il faut attribuer la glycosurie.

Est-ce bien du glucose qui donne à l'urine la réaction du sucre ? Von Jaksch (1) prétend que les urines des sujets soumis à la thyroïdothérapie contiennent certains hydrates de carbone qui donnent des réactions analogues à ceux du sucre de raisin, sans être véritablement du sucre; des recherches entreprises à l'aide de la phloridzine l'ont mis sur la voie de déterminer la nature de ces substances encore mal connues. La remarque de Von Jaksch est peut-être juste pour certains cas; mais Bettmann, dans ses expériences, ayant vérifié la présence du sucre par l'épreuve de la fermentation, le doute n'est plus permis sur la présence du sucre véritable.

Porgès a constaté nettement une fois de la lévulosurie à la suite de la cure thyroïdienne (2).

L'*albumine* se trouve quelquefois en quantité considérable dans l'urine des animaux thyroïdectomisés (Gley) ; cette albumine, abondante surtout au moment des accidents, ne tarde pas à disparaître.

La médication thyroïdienne amène parfois une albuminurie passagère. G. Diéballa et G. Illyès (3), étudiant les effets de cette médication sur les échanges intra-organiques chez les brightiques, ont constaté que la quantité d'azote éliminé et la diurèse se sont accrues, en même temps que l'albuminurie

---

(1) Von Jaksch, 14º *Cong. allem. de méd. int.* Wiesbaden, avril 1896.
(2) Porgès, *Berlin. klin. Wochens.*, 2 avril 1900, et *Médecine moderne*, 1900, p. 238.
(3) Diéballa et Illyès, *Ungar. Presse*, 6 et 13 juin 1897.

disparaissait ; quatre ou cinq jours après la cessation du traitement, les choses sont revenues à leur état primitif. Ces auteurs admettent que cette disparition de l'albumine dépend de ce que l'albumine circulante se combine avec la thyroïdine et apparaît dans l'urine sous un autre aspect de substance azotée ou devient apte à se fixer dans les protoplasmes cellulaires.

L'*albumosurie*, qui est en général un phénomène peu fréquent, a été signalée une fois par Von Jaksch, dans un cas de maladie de Basedow avec tuméfaction des jambes de nature myxœdémateuse, et par Fitz (1), dans un cas de myxœdème. L'existence de l'albumosurie a constitué, dans ces deux circonstances, comme du reste dans les autres affections où on l'a notée jusqu'ici, une complication grave et qui assombrit singulièrement le pronostic.

(1) R. Fitz, *A n. journ. of the Med. Scienc.*, juillet 1898, et *Semaine médicale*, 1898, p. 320.

CHAPITRE V

EFFETS DE LA MÉDICATION (suite).

Sommaire. — III. Modifications du système nerveux. — IV. Modifications de la nutrition (mucine, graisse, échanges gazeux, système osseux, organes génitaux). — V. Modifications de la calorification, de la respiration et de la circulation.

III. — Modifications du système nerveux. — Sur les animaux qui succombent à l'administration intensive de la substance thyroïdienne, on n'a pas jusqu'à ce jour trouvé de lésions bien marquées du système nerveux. Dans leurs expériences, Ballet et Enriquez n'ont constaté aucune lésion appréciable à l'œil nu. Mais ce qui est bien certain, c'est l'action réparatrice que l'opothérapie thyroïdienne exerce sur les troubles cérébraux présentés par les myxœdémateux et, comme nous le verrons plus tard, l'action bienfaisante sur les fonctions cérébrales en général.

Les effets de la thyroïdectomie se manifestent toujours et surtout sur les centres nerveux. Avant que les accidents strumiprives fussent rattachés à leur véritable cause, la suppression de la fonction chimique de la glande, nous avons vu qu'on les attribuait à un contre-coup cérébral produit par le tiraillement opératoire des nerfs cervicaux (Baumgartner, Munk, Drobnick, etc.). Les troubles nerveux dominent en effet toute la physionomie des maladies se rattachant à une altération de la fonction thyroïdienne (myxœdème postopératoire ou spontané, idiotie myxœdémateuse, crétinisme, maladie de Basedow). Ils comprennent des phénomènes d'activité nerveuse (tremblements fibrillaires des muscles, convulsions, tétanie, contractures, agitation psychique) et des phénomènes d'affaiblissement nerveux (paralysie, anesthésie, torpeur, somnolence, etc.).

Les lésions cérébro-spinales qui ont été constatées chez les animaux, après l'extirpation du corps thyroïde, sont multiples et variées.

Schiff a démontré que les désordres de motricité ne sont pas d'origine périphérique, puisque la section des nerfs moteurs les fait disparaître. Albertoni et Tizzoni ont cependant décrit des névrites périphériques.

Les recherches d'Horsley ont confirmé celles de Schiff; de plus, cet expérimentateur a prouvé qu'en détruisant le centre moteur cortical, on n'arrête pas les tremblements; il pense en conséquence que la lésion doit siéger dans les centres inférieurs.

Cependant, quand la cachexie strumiprive dure depuis longtemps, on trouve des altérations dans tout le système nerveux. Ces altérations sont tantôt de l'anémie, de l'œdème des éléments nerveux, tantôt une encéphalite parenchymateuse (Weiss, Rogowitch). Schultze et Schwartz ont décrit une exsudation de leucocytes dans les méninges de la partie supérieure de la moelle; Horsley a rencontré cette lésion quelquefois seulement chez quelques carnivores. — Herzen et Lowenthal ont observé un état vacuolaire et de l'atrophie des cellules pyramidales, de la corticalité dans la région du gyrus sigmoïde, centre moteur des membres inférieurs.

Langhaus et Knopp ont surtout insisté sur les lésions nerveuses. Ils ont découvert, dans le cerveau du singe et de l'homme, des cellules vésiculeuses qu'ils ont trouvées dans les nerfs périphériques, à la surface du périnièvre, au milieu de zones claires limitées par des lames fibrillaires.

Chez le chien, Capobianco a également observé des dégénérescences vacuolaires dans les hémisphères, le cervelet, le bulbe, la substance grise médullaire; Pisenti a rapporté deux cas où il s'était produit, au niveau de cette substance, des cavités probablement consécutives à des extravasations hématiques ; Luppo a vu des hémorragies bulbaires.

Schiff a trouvé que l'excitabilité des centres moteurs corticaux est notablement diminuée; Horsley a fait la même constatation et de plus a reconnu le même fait pour la colonne rayonnante de la moelle.

Récemment, Rosario Traina (de Palerme) a constaté des lésions remarquables sur les prolongements des cylindraxiles de l'écorce cérébrale. Il signale, point intéressant à noter, que l'hypophyse est altérée au plus haut degré.

On a signalé des *lésions des muscles*, lésions qui sont le plus souvent sous la dépendance du système nerveux, mais qui peuvent exister aussi en dehors de ces lésions.

Langhaus, chez des crétins athyroïdes, a vu la dégénérescence des muscles.

Dans la maladie de Basedow, on a constaté souvent, alors que le système nerveux paraissait intact, de la dégénérescence de la fibre musculaire, de la lipomatose interstitielle, de l'atrophie musculaire. Lemke a même soutenu que la thyroïde produisait un poison musculaire. Dans cette maladie, la dégénérescence des muscles expliquerait l'amaigrissement, la faiblesse musculaire généralisée, la paraparésie, peut-être le tremblement, l'augmentation de la graisse intra-orbitaire. Il existe un symptôme qu'en Amérique on appelle signe de Bryson, qui consiste dans un défaut de dilatation de la cage thoracique, et à un tel degré que la différence du périmètre thoracique dans l'inspiration et l'expiration n'est souvent que d'un centimètre. Ce symptôme serait dû aux lésions du diaphragme et des autres muscles respiratoires.

On a maintes fois signalé les rapports existant entre la maladie de Basedow et la paralysie agitante, que nous considérons pour notre part comme une maladie propre des muscles (1). On a cité aussi des cas de paralysie agitante associée au myxœdème (Luzzato, Frenkel et Lunborg) (2).

IV. — Modifications de la nutrition. — Dans l'athyroïdie, les troubles de la nutrition sont des plus prononcés.

L'émaciation est souvent excessive chez les animaux éthyroïdés. Chez l'homme et chez le singe, il se forme, au début du myxœdème, une grande quantité de **mucine** dans le tissu cellulaire. Plus tard, à la période ultime, celle du crétinisme, la mucine ne se rencontre plus, mais on note une transformation fibreuse du tissu cellulaire qui se manifeste en même temps que l'amaigrissement.

D'où vient cette mucine? Comment se forme-t-elle?

Le tissu adipeux pouvant très souvent se changer en une masse gélatiniforme dans laquelle on constate de la mucine, et, ce phénomène s'observant chez l'homme, surtout dans les parties où, le tissu adipeux s'atrophiant, la graisse ne peut disparaître pour une cause quelconque, Virchow (3) avait admis d'abord qu'il s'agissait, dans le myxœdème, d'un pareil processus, c'est-à-dire d'une métaplasie de la graisse sous-cutanée qui se transforme en tissu mucinoïde; mais, après un sérieux examen des préparations d'Horsley, Virchow a dû reconnaître que son hypothèse était erronée. Il existe en effet dans la peau et le tissu sous-cutané myxœdémateux une prolifération très nette du tissu lamineux.

La conséquence de ce fait, c'est que le processus du myxœ-

---

(1) G. Gauthier, Quelques considérations sur la maladie de Parkinson. *Lyon médical*, 29 août et 2 septembre 1888. — Nouvelles considérations sur la paralysie agitante. *Lyon médical*, 20 et 26 octobre 1895.
(2) Luzzato, *Rev. Veneta di sc. med.*, 15 janv. 1899.— Frenkel, *Zeitsch. f. klin. Med.*, 1899, Bd. 19. — Lunborg, *Zeit. f. Nervhk.*, mars 1902.
(3) Virchow, *Soc. méd. Berlin*, 2 février 1887.

dème n'a pas un caractère passif, mais irritatif ; il se rattache aux néoplasmes actifs. De plus, cette altération manque presque entièrement à la surface et n'intéresse que les couches profondes de la peau et du tissu sous-cutané. Dans ces régions, les travées de tissu lamineux interstitiel, qui traversent les lobes de graisse, prolifèrent, mais les cellules adipeuses ne prennent pas part à cette prolifération. Ce processus ressemble donc à la leucophlegmasie des auteurs anciens et il se rapproche de la pachydermie dans le sens que lui donne Charcot. Les observations ont démontré que la mucine apparaissait en même temps que la prolifération du tissu conjonctif.

Horsley, chez ses singes éthyroïdés, a constaté que la mucine se développait non seulement dans le tissu cellulaire sous-cutané, mais dans le sang, la parotide, les muscles, les tendons, etc., comme s'il s'agissait d'une sorte de dyscrasie mucinoïde. Il en conclut que la glande thyroïde sert normalement de régulateur de l'assimilation et de la désassimilation et qu'elle est surtout destinée à contrôler la décomposition de certaines matières de telle sorte que, si cette glande vient à être extirpée, cette régularisation cesse, les albuminates restent à l'état de mucine et ne se dédoublent pas.

En un mot, la présence de la mucine dans le myxœdème est due, d'après Horsley, à la rétention de substances ayant subi une décomposition incomplète dans le mouvement des transformations organiques, tandis que, pour Virchow, elle serait le fait d'un processus actif aboutissant à une néoformation spéciale aux dépens du tissu lamineux.

La bouffissure de la face, l'empâtement du tégument, dans le myxœdème, tiennent à la présence de cette substance mucoïde dans le tissu cellulaire sous-cutané et la peau.

En outre, chez les individus athyroïdes, la peau devient dure, épaisse, sèche, écailleuse. Les poils et les cheveux tombent, ceux qui restent se décolorent et s'amincissent.

Gley a signalé chez les animaux en expérience toute une série d'*altérations oculaires*, conjonctivites, kératites, blépharites. La conjonctivite serait un accident des plus fréquents (Schiff, Herzen). La kératite parenchymateuse coexiste avec le myxœdème (1) (Grandclément).

L'administration du suc thyroïdien modifie rapidement tous ces troubles cutanés et sous-cutanés du myxœdème. Ce suc agit en activant les oxydations, et c'est à ce titre qu'il exerce une action sur la désintégration des graisses. L'adipose, quand elle est liée à un ralentissement des processus de combustion, est heureusement modifiée par le suc thyroïdien; mais elle ne paraît nullement influencée quand elle est le résultat de la suralimentation chez des sujets dont les échanges organiques se font normalement (Von Noorden).

La médication thyroïdienne est actuellement la seule grâce à laquelle on peut agir contre l'*obésité*, sans l'adjonction d'un régime diététique particulier : la suractivité imprimée à la désassimilation des albuminoïdes et à l'oxydation des graisses fait seule la force du traitement.

Sous l'influence du traitement thyroïdien, on constate une augmentation parfois excessive des **échanges gazeux**. Des renseignements importants sont fournis sur ce sujet par les travaux de Michaëlsen, de Stüve, de Thiele et Nehring et surtout de Magnus-Lévy (2). D'après Michaëlsen, l'acide carbonique est excrété en plus grande quantité; l'élimination de

---

(1) Grandclément, Coexistence du myxœdème et de la kératite parenchymateuse. *Lyon médical*, 14 mai 1899, p. 43.
(2) Michaëlsen, *Arch. f. gesammte Physiol.*, XCV, p. 622. — Stüve, *Arbeiten aus d. Stadt krankenhaus zu Francfort a. M.*, 1896. — Theile et Nehring, *Zeitsch. f. klin. Med.*, XXX, 1, 2, 1896. — Magnus-Lévy, *Ibidem*, XXXIII, 3-2, 1897, p. 269.

la vapeur s'opère comme dans l'inanition. En général, le quotient respiratoire $\frac{CO^2}{O}$ est augmenté. C'est aussi le résultat constaté par Tarchenoff. — D'après Magnus-Lévy, l'échange gazeux se comporte d'une manière très variable pendant le traitement thyroïdien. Il est augmenté au plus haut degré chez certains myxœdémateux; dans un cas il a été trouvé en augmentation de 76 0/0. Il est encore manifestement accru, mais beaucoup moins, chez certains obèses où l'augmentation ne dépasse guère 8 0/0. Il n'est pas modifié chez beaucoup d'autres sujets; cela explique certains échecs de l'opothérapie thyroïdienne.

Sur le tissu osseux, les troubles trophiques d'origine thyroïdienne sont très remarquables.

C'est surtout chez les jeunes sujets dont la croissance n'est pas terminée que l'ablation totale du goître produit les effets les plus désastreux, et, en même temps qu'apparaît le myxœdème, on voit la croissance s'arrêter tant que dure la maladie.

Dans le crétinisme— qu'il soit endémique ou sporadique, qu'il ait pour substratum anatomo-pathologique un corps thyroïde hypertrophié macroscopiquement, mais atrophié fonctionnellement, ou bien un corps thyroïde faisant défaut en totalité ou en partie — on constate toujours des arrêts de développement du squelette, lorsque les symptômes de la maladie ont fait leur apparition dans l'enfance. Les os ne subissent pas seulement une diminution en longueur, mais encore des déformations dans leur continuité. Le nanisme et les déformations osseuses sont d'autant plus marqués que l'altération thyroïdienne a été plus précoce. Un signe pathognomonique, différenciant l'idiotie myxœdémateuse des autres variétés d'idiotie, est, en outre des déformations osseuses plus prononcées, la persistance des fontanelles, de l'antérieure notamment (Bourneville).

Quelques basedowiens présentent aussi des altérations osseuses. Revillod (1) a insisté sur ces troubles trophiques, consistant surtout en déformations d'ostéo ou arthromalacie. Ces sujets ont une flexibilité exagérée des phalanges et des articulations phalangiennes. Le pouce se disloque sur son métacarpien; les doigts flexibles se renversent sans effort en arrière, formant un demi-cercle avec le dos de la main; « la phalange, effilée, amincie, affecte cette forme arquée que le Pérugin et Raphaël représentent chez leurs saintes Vierges». Ils ont encore très souvent des nodosités du côté des doigts et le rachis scoliosé et sinueux. La maladie de Basedow prolongée peut même amener une ostéomalacie complète (Kœppen) (2).

Les expériences sur les animaux confirment ces données de la clinique.

Suivant Terchewski, on peut provoquer des phénomènes de rachitisme chez les fœtus d'animaux auxquels on a fait subir l'ablation de la thyroïde, dans le cours de la gestation. — Von Eiselsberg (de Vienne), chez des agneaux éthyroïdés, a constaté un arrêt d'accroissement très notable : la tête a subi une modification de forme; elle est comme aplatie d'avant en arrière, les cornes sont atrophiées (3).

Hoffmeister, sur des jeunes lapins privés de la thyroïde, a vu des altérations du système osseux d'un grand intérêt. Les os subissent un arrêt d'accroissement notable dans leur longueur, non pas qu'il s'agisse d'une ossification prématurée des cartilages de conjugaison, mais parce qu'il se produit au contraire un arrêt dans l'ossification de ces cartilages. Ces cartilages présentent, en outre, des altérations offrant une

---

(1) Revillod (de Genève), le Thyroïdisme et ses équivalents pathologiques. *Semaine médicale*, 1895, p 205.
(2) Kœppen, *Soc. de psychiatrie de Berlin*, mars 1892.
(3) Von Eiselsberg, *XIIe Congrès de la Soc. allem. de chir.*, Berlin, 14 avril 1893.

grande analogie avec celles que l'on observe dans l'affection décrite sous le nom de *rachitisme fœtal* (1).

Hanau et Steinlen (2) ont montré que, chez les animaux thyroïdectomisés auxquels ils faisaient des fractures, il y avait un ralentissement notable de la réparation et un plus petit volume du cal. Toutes les périodes de la formation du cal étaient retardées et la période cartilagineuse prolongée. Mais, dans la seconde période de guérison, le cal était plus volumineux, probablement parce qu'il est logique de penser que la résorption du cal est aussi retardée que sa formation. Ces expériences montrent la lenteur du passage de la cellule cartilagineuse à la cellule osseuse, lorsque la glande est enlevée ; mais la propriété évolutrice de la cellule cartilagineuse n'est pas abolie ; dès que celle-ci recevra les principes nutritifs qui lui manquent, elle pourra arriver à son tissu normal, le tissu osseux.

C'est en m'appuyant sur ces dernières expériences, que j'ai pensé que le retard que mettent les fractures à se consolider chez certains sujets pourrait être rattaché à l'hypothyroïdie et que j'ai été le premier à appliquer avec succès la médication thyroïdienne aux fractures avec retard de consolidation (3).

D'ailleurs, le corps thyroïde fait partie d'un appareil conjugué de glandes closes (thymus, corps pituitaire, peut-être aussi amygdales), dont la fonction commune est certainement préposée à l'évolution de la croissance.

Organe de la vie fœtale, le thymus semble n'avoir qu'une seule fonction, celle de régulateur de la croissance dans les premiers temps de la vie.

Les amygdales sont assurément des organes infantiles dont le rôle physiologique, encore problématique, semble lié

(1) Hoffmeister, *Beitrage zur klin. Chir.*, XI, 2, 1894.
(2) Hanau et Steinlen, *Congrès de Francfort*, 1895.
(3) G. Gauthier (de Charolles), Médication thyroïdienne dans les fractures avec retard de consolidation. *Lyon médical*, 27 juin et 11 juillet 1897.

à la phase de croissance et paraît s'éteindre avec la puberté.

La glande pituitaire, dont un lobe, le lobe antérieur, de composition épithéliale, est identique, par sa structure (Lothringer, Viola, Pisenti) et son embryogénie (Valenti, Kupfer, Pisenti), à un lobe thyroïdien, au point d'être considéré à juste titre comme une glande thyroïde aberrante, joue un rôle bien connu dans les phénomènes de la croissance, puisque les lésions de ce petit organe se manifestent par l'acromégalie : l'acromégalie qui, d'après Brissaud (1), est le gigantisme de l'adulte, de même que le gigantisme est l'acromégalie de l'adolescent.

Il y a déjà longtemps, en 1890, dans un travail sur l'Acromégalie, j'établissais un rapprochement intime entre cette maladie, le myxœdème et le goitre exophtalmique (2).

Enfin, Lancereaux a, dans un remarquable article (3), exposé cette action sur la croissance des glandes vasculaires sanguines, et en particulier de la glande thyroïde.

Il faut donc retenir ce fait curieux et intéressant : la série des organes préposés à la croissance se succédant presque sans interruption comme les anneaux d'une chaîne et formant un système placé au sommet de la charpente osseuse (thymus, thyroïde, amygdales, hypophyse).

Ces développements à propos de l'influence du corps thyroïde sur le système osseux étaient nécessaires pour faire comprendre l'action remarquable que la médication thyroïdienne exerce sur les troubles de la nutrition de ce tissu.

Bourneville, chez des enfants atteints d'idiotie myxœ-

(1) Brissaud et Meige, Acromégalie et gigantisme. *Journal de méd. et de chirurgie pratiques*, 1895, p. 49.
(2) G. Gauthier (de Charolles), Un cas d'acromégalie. *Progrès médical*, 1890, 24 mai, p. 409 ; — Un cas d'acromégalie avec autopsie. *Ibidem*, 1892, 2 janvier, p. 4.
(3) Lancereaux, Les glandes vasculaires sanguines et la croissance. *Semaine médicale*, 1893, p. 25.

démateuse, a constaté que, sous l'action de cette médication, la taille augmentait dans une proportion double de celle de la croissance naturelle. La tête a profité également du développement général du système osseux : tous les diamètres crâniens se sont accrus et la dentition s'est avantageusement modifiée (1). Il a noté en outre une tendance de la colonne vertébrale à s'incurver, accident qui avait déjà été mentionné par Telford Smith (2). Ce dernier phénomène tient-il à l'emploi trop prolongé de la médication ou à l'ingestion d'une dose qui agirait plus que la thyroïde à l'état normal (phénomène d'arthromalacie que nous venons de signaler chez certains basedowiens) ? C'est un point à éclaircir. — Moussu a administré régulièrement de la glande thyroïde à de jeunes chiens en voie de croissance, et a constaté que ces animaux, comparés à des témoins de même portée, grandissaient plus vite et prenaient l'aspect levrette (3). — Hertoghe déclare que les arrêts et les retards de croissance d'origine hypothyroïdique peuvent être corrigés, même à un âge relativement avancé (20 à 27 ans). — Heubner (de Berlin) a vérifié l'efficacité du suc thyroïdien dans le rachitisme (4). — Schmidt (de Francfort-sur-le-Main), Springer et Serbanesco, Gasne et Londe, ont vu, au moyen des rayons X, que, dans le myxœdème, les cartilages de conjugaison persistent longtemps sans s'ossifier et que le traitement thyroïdien provoque leur transformation en tissu osseux (5).

(1) Bourneville, *Soc. méd. des hôp.*, 22 janv. 1897, et *Progrès médical*, 1897, p. 145-163.
(2) Telford Smith, De l'incurvation des os chez les sujets soumis à la médication thyroïdienne. *Brit. méd. Journ.*, 12 sept. 1890.
(3) Moussu, *Soc. de biol.*, 1899, 25 mars.
(4) Heubner, *XIV° Cong. allem. de méd. interne*, Wiesbaden, avril 1893.
(5) Schmidt, *ibidem*. — Springer et Serbanesco, *Académie des Sciences*, 17 mai 1897. — Gasne et Londe, *Société de biologie*, 21 mars 1898.
Voir encore sur la thyroïde et la croissance : Lancereaux, Les glandes vasculaires sanguines et la croissance, *Semaine médicale*, 1893, p. 25. — Danis, *Thèse de Lyon*, décembre 1896. — Veillon, *Thèse de Toulouse*,

De temps immémorial, on connaît la relation qui rattache, chez la femme surtout, le corps thyroïde aux fonctions des **organes génitaux** et en fait un organe congestif, lié aux phénomènes de la menstruation, de la défloration, de la grossesse et de la lactation.

Meckel, en disant que la glande thyroïde est « la répétition de la matrice au cou », ne faisait qu'exprimer en termes excessifs la sympathie existant entre le corps thyroïde et les organes génitaux de la femme.

Il est d'observation vulgaire que les dimensions du cou augmentent chez la « femme faite ». Les anciens pensaient que le cou grossit chez elle immédiatement après les premières approches de l'homme et les matrones romaines mesuraient la circonférence du cou d'une jeune mariée le jour et le lendemain des noces :

> Vix illam nutrix, orienti luce, revisens
> Hesterno poterit collum circumdare filo.
>
> (Catulle.)

Serait-ce Catulle qui a suggéré à Malgaigne d'indiquer un procédé de mensuration du cou pour reconnaître la défloration ?

Cette relation entre le corps thyroïde et les organes génitaux de la femme ne reposait que sur des faits incontestables d'observation, et ce n'est qu'avec la connaissance des véritables fonctions de la glande du cou qu'on en a approfondi la véritable nature. Aux faits anciennement connus sont venues s'ajouter des notions nouvelles qu'il est utile de connaître.

A la suite de la thyroïdectomie, on voit assez souvent survenir une atrophie des organes génitaux analogue à celle qu'on observe chez les myxœdémateux et les crétins. Cette

---

1897. — Leonhardt, *Arch. f. Pathol. Anat. u. Physiol.*, CXLIX, 2. — Calabresi, *Sem. méd.*, 1899, p. 307.

atrophie et la stérilité s'observent aussi chez des sujets atteints d'obésité, et on connaît l'action du suc thyroïdien sur l'obésité.

Le myxœdème est plus fréquent chez les multipares et l'on peut rattacher ce fait à l'atrophie que subit la glande thyroïde après l'hypertrophie qui accompagne chaque grossesse (Fischer).

Après la ménopause, on observe souvent une atrophie de la glande et c'est précisément à cette période de la vie génitale de la femme qu'on voit le plus souvent le myxœdème se développer.

Chez toutes les femmes atteintes de myxœdème, la menstruation est profuse, et n'arrive dans bien des cas à n'être qu'une hémorragie continue.

L'ostéomalacie relèverait d'un trouble trophique dont le point de départ serait l'ovaire (Fehling, Hofmeier, Hoffa, Vinckel, Müller, Truzzi, Schauta) et nous avons dit que des dystrophies osseuses sont souvent amenées par les troubles de la fonction thyroïdienne. Tandis que la glande thyroïde présiderait à l'accroissement osseux, le suc des glandes génitales, testicules et ovaires, posséderait sur le squelette une action directement contraire. Les sujets à instincts sexuels précoces restent petits ; les géants sont souvent des impuissants ; les eunuques, châtrés dans l'enfance, présentent un développement exagéré et presque ridicule des bras et des jambes.

On prétend même que, dans le traitement thyroïdien, il faut employer la glande de moutons jeunes non émasculés ou celle de brebis ; autrement, elle n'agit pas (Destot).

Pendant l'*ovulation*, la thyroïde serait en hyperémie et ainsi s'expliqueraient certains phénomènes de basedowisme qu'on remarque chez quelques jeunes femmes pendant la période menstruelle. D'après Hertoghe (1), cette hyperémie thyroïdienne exercerait une action inhibitoire, anémiante, vaso-constrictive sur les organes génitaux pelviens, et cette influence se traduirait par la diminution progressive du sang épanché à chaque menstruation. On voit souvent en effet l'intoxication thyroïdienne amener la suppression des règles.

Dalché (2) fait remarquer que, dans le cortège des phénomènes qui accompagnent la dystrophie ovarienne, on rencontre deux états isolés, parfois combinés, l'un qui tend à simuler le syndrome de Basedow atténué ou fruste, l'autre qui prend quelques apparences d'un pseudo-myxœdème.

Le gonflement de la thyroïde, chez les femmes *enceintes*, tient-il à une simple hyperémie de la glande ou à une véritable hypertrophie ? Lange (3), se basant sur les résultats heureux de la thyroïdothérapie, croit qu'il s'agit d'une véritable hypertrophie provoquée par l'existence dans le sang d'une substance susceptible d'agir sur le corps thyroïde, substance particulière à la grossesse, ou tout au moins augmentée d'une manière notable pendant la gestation.

Cet auteur, ayant observé, en outre, que, sur 25 femmes arrivées au 7e mois de leur grossesse sans présenter de goître, 18 étaient atteintes d'albuminurie gravidique, s'est demandé si la présence de cette albumine (sans mal de Bright) ne tiendrait pas à une insuffisance de la sécrétion thyroïdienne. Il a institué, dans ce but, une série d'expériences sur des chattes, afin de savoir si une destruction partielle du corps thyroïde a pour résultat des phénomènes susceptibles d'engendrer une affection rénale, et si cette intervention est sup-

---

(1) Hertoghe, De l'influence des produits thyroïdiens sur les organes génitaux pelviens et les glandes mammaires. *Semaine médicale*, 1896, p. 222, et *Belgique médicale*, 1896, p. 97.
(2) Dalché, Soc. méd. des hôpitaux, 15 nov. 1901, et *Bul. médical*, 1901, p. 961.
(3) Lange, *Zeitsch. f. Gebart. und Gynækol.*, X, 2, 1. 1899.

portée de la même façon par les femelles pleines et les non pleines. Il a trouvé que les chattes pleines ont besoin pour conserver leur santé d'une plus grande masse de glande thyroïde que celles qui ne le sont pas ; que si on leur extirpe la totalité ou plus des quatre cinquièmes de la glande, elles sont prises d'une tétanie qui disparaît sous l'influence de préparations thyroïdiennes, et enfin, qu'avec un reste de glande suffisant pour le maintien en bonne santé d'une femelle qui n'est pas en état de gestation, une chatte pleine ne tarde pas à être atteinte d'une affection rénale plus ou moins grave.

Il résulterait donc de ces expériences qu'il existe une certaine relation entre l'insuffisance de la fonction thyroïdienne et l'activité rénale.

Quoi qu'il en soit, cette hypertrophie thyroïdienne de la grossesse peut s'accompagner d'une activité sécrétoire. De là, pour quelques femmes enceintes, amaigrissement, aspect tiré de la face, altération et bizarrerie du caractère, vomissements, survenant dès les premiers jours, quelquefois dès les premières heures de la gestation.

En outre, d'après Hertoghe, le suc thyroïdien exalte les *fonctions mammaires*. Des expériences sur les animaux ont prouvé que, sous l'influence du suc thyroïdien, la sécrétion lactée augmente dans la proportion de 11 à 15, sans préjudice de la richesse globulaire du lait.

La poussée brusque du lait, qui s'effectue vers le 3e jour après l'accouchement et s'accompagne d'une élévation de température et de malaises divers (fièvre de lait), serait due à l'augmentation subite de la thyroïdine dans le sang de la mère, augmentation résultant de l'expulsion presque instantanée du fœtus qui utilisait pour son propre compte le surcroît de suc thyroïdien qui est sécrété pendant la grossesse.

Les expériences d'hyperthyroïdation, instituées par Hertoghe sur des animaux provenant de laiterie, ont prouvé que l'action galactophore du suc thyroïdien ne s'exerce qu'au bout de trois ou quatre jours.

L'involution *post-puerpérale* de l'utérus est plus rapide chez la femme qui allaite que chez celle qui ne nourrit pas. Ne sait-on pas que la thyroïdine possède sur les graisses de néo-formation une action oxydante des plus énergiques ? Dès lors il ne faut pas s'étonner de voir les fibres musculaires de l'utérus, atteintes de dégénérescence graisseuse, subir une résorption plus rapide que lorsque le sang est pauvre en thyroïdine.

En résumé, d'après Hertoghe, plus le sang est riche en thyroïdine, plus l'activité utéro-ovarienne est réduite et plus la puissance mammaire est exaltée.

Les applications du suc thyroïdien à la thérapeutique gynécologique sont faciles à déduire de ces diverses considérations. Hertoghe déclare avoir obtenu, par le traitement thyroïdien, des succès brillants dans diverses affections utérines contre lesquelles on a l'habitude de recourir à l'intervention chirurgicale (1).

V. — Modifications de la calorification, de la circulation et de la respiration. — Les modifications de la **température** méritent d'être étudiées. Dans le myxœdème post-opératoire et le myxœdème spontané, il existe toujours un abaissement de température allant quelquefois jusqu'à 3 degrés au-dessous de la normale, abaissement thermique en rapport avec le ralentissement des oxydations. Les myxœdémateux sont du reste frileux, très sensibles au froid, et Horsley a remarqué que le froid augmente en effet beaucoup les symptômes de myxœdème, tandis que la chaleur les diminue. Même, le

---

(1) Voir encore sur ce sujet : Frascali, *La Chronica moderna*, Pisa, 7 avril 1897. — W. Freund, Corps thyroïde et organes génitaux de la femme. *Deutsche Zeitsch. f. Chir.*, 1883, t. XVIII, p. 214.

myxœdème n'apparaîtrait pas ou sa venue serait notablement retardée, si l'on place les animaux thyroïdectomisés dans un milieu à température élevée et constante.

D'après Sgobbo et Lancori, la toxhémie succédant à la thyroïdectomie diminue d'intensité et évolue plus lentement en été qu'en hiver.

V. Robin (1) rapporte l'observation d'un enfant myxœdémateux chez lequel la température centrale, oscillant entre 36° et 36° 5, ne s'est jamais élevée au-dessus, si ce n'est dans deux circonstances spéciales. Vers l'âge de 5 ans, l'enfant eut la rougeole et 18 mois plus tard la coqueluche compliquée de bronchite capillaire. Or, dans l'un et l'autre cas, sous l'influence d'une élévation de température à 38°, on vit l'infiltration diminuer, les symptômes du myxœdème disparaître et l'enfant revenir à son aspect normal. La fièvre passée, le myxœdème reprit son allure ordinaire, en s'accentuant même. Le rôle intime du suc thyroïdien ne serait-il pas pyrogène? se demande l'auteur en terminant.

D'autre part, il ressort des expériences de A. Rouquès (2) que le liquide thyroïdien est doué d'un pouvoir thermogénique appréciable. Bouchard et Charrin avaient déjà noté, sur deux myxœdémateux, que les injections thyroïdiennes élèvent nettement la température, quand elles sont faites d'une manière suivie. Le même fait a été noté par Lépine, White, Murray, etc.

L'administration des préparations thyroïdiennes en effet produit souvent de la fièvre (tachycardie, hyperthermie); non pas seulement quand, donné en injections, le suc thyroïdien peut être accusé d'être mal stérilisé (Ewald, Mendel), mais encore quand il est aseptique (Guttmann, Napier) ou qu'il est donné par la voie stomacale.

(1) V. Robin, *Lyon médical*, 7 août 1892.
(2) A. Rouquès, *Société de biologie*, 17 juin 1893.

L'élévation de la température dans la maladie de Basedow est une notion devenue classique (Trousseau, Renaut, Bertoye).

Gley (1) a signalé chez les animaux thyroïdectomisés la fréquence des **mouvements respiratoires**. Ughetti et P. Marchesi (2) ont aussi constaté cette particularité. Marchesi a de plus noté une modification du rythme consistant en une respiration intermittente, forme Cheyne-Stokes, *atypique*, suivant son expression. On comprend que la respiration des individus éthyroïdés ressemble à celle qu'on retrouve dans les toxhémies, l'urémie par exemple. Nous avons dit en effet que, chez eux, le sang est plus veineux, que l'hémoglobine a perdu la propriété de fixer l'oxygène (anoxyhémie de Tizzoni et Albertoni). Le bulbe doit être fâcheusement impressionné par cette toxhémie et amener, par conséquent, des troubles respiratoires et cardiaques.

Billroth, au début de ses grandes opérations sur les goitres, avait observé chez ses opérés l'apparition fréquente d'une pneumonie atypique et on avait rattaché la cause à un traumatisme des premières voies respiratoires. Von Eiselsberg, dans ses expériences sur les animaux, ayant constaté également la production d'un catarrhe pulmonaire à sécrétion très visqueuse, ne serait pas éloigné d'attribuer au poumon une fonction vicariante par rapport au corps thyroïde.

Certains **troubles cardio-vasculaires** tiennent au thyroïdisme. La tachycardie et l'ectasie vasculaire sont des phénomènes constants de la maladie de Basedow et de l'hyperthyroïdation. L'action du suc thyroïdien sur le cœur est manifeste; l'accélération, la faiblesse et surtout l'instabilité du

---

(1) Gley, *Archives de Physiologie*, janvier 1892.
(2) Marchesi, La respiration des chiens éthyroïdés. *Arch. per le scienze mediche*, t. XVII, fas. 1, 1893.

pouls sont les premiers symptômes qui signalent l'imprégnation thyroïdienne. Cette instabilité du pouls, caractérisée par la rapide augmentation des pulsations sous l'influence du moindre effort, précède la tachycardie qui s'établit et s'accentue quand le thyroïdisme devient plus prononcé (Mossé). La plupart des cas de mort qui se sont produits à la suite de l'emploi du suc thyroïdien sont dus à une syncope. La thyroïdine serait donc un poison du cœur et, au dire de Béclère, aurait, comme la digitale, le pouvoir accumulatif (1).

Une injection de liquide thyroïdien fait baisser la **pression sanguine** et dilate les artères périphériques : la thyroïde est donc une glande hypotensive. Livon (de Marseille) (2), qui a étudié la plupart des glandes à ce point de vue et les a divisées en deux séries, les hypertensives et les hypotensives, classe la thyroïde dans la première série, celle des hypertensives ; mais Guinard et Martin (3), pratiquant les mêmes expériences, ont constaté l'hypotension, faisant remarquer que celle-ci est précédée souvent d'une période d'hypertension, ce qui peut être une cause d'erreur.

E. de Cyon (4), reprenant dans de nouvelles expériences ses études sur le nerf qui porte son nom (nerf dépresseur de Cyon), a constaté qu'au nombre des racines de ce nerf, il en existe une qui, provenant du laryngé supérieur, sert à mettre le cœur en communication directe avec la glande thyroïde et établit de la sorte une influence réciproque de ces deux organes l'un sur l'autre. L'iodothyrine, introduite dans la circulation, exerce une action prononcée sur les nerfs du cœur et des vaisseaux et particulièrement sur le fonctionne-

---

(1) Béclère, *Soc. méd. des hôpitaux*, 18 janv. 1898.
(2) Livon, *Soc. de biologie*, 15 janv. 1898.
(3) Guinard et Martin, *Soc. des sciences méd. de Lyon*, 1er mars 1899.
(4) E. de Cyon, Les nerfs du cœur et la glande thyroïde. *Académie des sciences*, 1897. — Les fonctions de la thyroïde. *Académie des sciences*, 13 sept. 1897.

ment des nerfs dépresseurs. Dans certaines phases de cette action, l'excitation du nerf dépresseur provoque parfois une si forte baisse de la pression sanguine que l'animal succombe par l'impossibilité pour le cœur de faire remonter cette pression. De son côté, le cœur tiendrait sous sa dépendance la sécrétion thyroïdienne, et, par l'intermédiaire des filets nerveux qu'il envoie aux nerfs thyroïdiens, dirigerait lui-même la production de l'iodothyrine, qui est indispensable à son propre fonctionnement normal.

Haskovec (1) a montré que cette action, sur le cœur, du liquide thyroïdien se produit encore si on a coupé les vagues ou paralysé leurs extrémités par l'atropine. Si, au contraire, on sectionne le bulbe, l'accélération n'a pas lieu, ce qui conduit à supposer que c'est l'excitation du centre bulbaire des nerfs accélérateurs que détermine l'injection du suc thyroïdien. De fait, elle ne se produit plus si on excise les premiers ganglions dorsaux (où se trouvent le plus grand nombre des fibres accélératrices), ou si on sectionne la moelle au-dessus de la première vertèbre dorsale.

(1) Haskovec. *Congrès de Moscou*, 1897.

CHAPITRE VI
THÉORIE DE LA MÉDICATION

Sommaire. — Action physiologique de la substance thyroïde sur l'organisme. — Théorie antitoxique de la médication thyroïdienne; côtés faibles de cette théorie. — La substance thyroïde doit plutôt être considérée comme un véritable médicament ayant pour effet d'activer les échanges intra-organiques.

De tous les faits, de toutes les expériences que nous venons de passer en revue, il importe de tirer un tableau synthétique représentant dans son ensemble le mode d'action de la médication thyroïdienne.

Il est évident que la façon dont on envisage l'action thérapeutique de la substance thyroïde, doit être en concordance parfaite avec le rôle physiologique du corps thyroïde. L'introduction artificielle, dans l'économie, des produits de la sécrétion thyroïdienne est destinée, avant tout, à remplir le même but que la sécrétion naturelle elle-même. Physiologie du corps thyroïde et pharmacodynamie du médicament thyroïdien sont donc intimement liées.

A l'heure actuelle, l'importance physiologique du corps thyroïde n'est pas contestée, mais il nous semble que jusqu'à présent les physiologistes ont paru la limiter plutôt et la confiner dans une zone trop restreinte.

Horsley, en considérant le corps thyroïde comme une glande hématopoïétique, ne fait que rajeunir le rôle sanguificateur attribué depuis longtemps à cet organe. Mais, pour certaine et importante que soit la fonction hématopoïétique du corps thyroïde, ce n'est pas celle qui le caractérise réellement. Les seules altérations du sang (anémie, leucocythémie avec diminution de l'oxyhémoglobine, etc.) ne peuvent donner l'explication de la symptomatologie si spéciale et si complexe des accidents strumiprives. Du reste, on sait que le corps thyroïde ne doit pas être placé au rang des glandes à vésicules closes, formées de tissu lymphoïde et réticulé, lesquelles, comme la rate et les ganglions lymphatiques, sont surtout hématopoïétiques. Il est vrai qu'Horsley, en vue de donner une base histologique à ses idées, a réussi à constater, dans le tissu strumeux de la glande, certaines agglomérations d'organes lymphoïdes comparables aux corpuscules de Malpighi de la rate. C'est à ces organes que le physiologiste anglais attribue une influence particulière sur la constitution du sang. Pour le prouver, il a compté les leucocytes et en aurait trouvé un plus grand nombre dans les veines que dans les artères thyroïdiennes. Mais, ainsi que le fait remarquer Virchow, la quantité de ce tissu lymphoïde thyroïdien, — dans les préparations mêmes d'Horsley —, est tellement minime qu'on pourrait citer un grand nombre d'autres territoires de l'économie qui en contiendraient davantage. En admettant même que des leucocytes passent de la glande thyroïde dans le courant sanguin, ceux-ci seraient toujours bien peu nombreux en comparaison de ceux qui tirent leur origine d'autres organes.

La théorie anoxyhémique d'Albertoni et Tizzoni, d'après laquelle la fonction de la thyroïde consisterait à communiquer à l'hémoglobine la faculté de fixer l'oxygène, est à retenir ; elle pourra servir à expliquer les modifications dans les processus des oxydations et des échanges nutritifs qu'on constate après la thyroïdectomie et à la suite du traitement thyroïdien.

En un mot, le corps thyroïde remplit bien un rôle dans l'hématopoïèse; mais ce n'est là qu'une de ses fonctions, ou plutôt que l'élément d'une de ses fonctions.

Schiff, après ses dernières expériences, conclut que la glande thyroïde élabore une substance utile — ou qu'elle détruit une substance nuisible — au bon fonctionnement des centres nerveux. Ou bien la glande sécrète une substance utile dont la privation amène les perturbations que l'on connaît, ou bien la sécrétion a pour but d'éviter l'accumulation nocive d'un produit toxique dans les tissus, en le détruisant au fur et à mesure qu'il se forme. Cette dernière manière de concevoir la fonction thyroïdienne constitue la **théorie antitoxique.** Mais, dès que Schiff veut préciser en parlant d'une action spéciale sur les centres nerveux, il rencontre des contradicteurs. John Simon, Weil, Sanguiroco, Canalis, admettent bien les deux hypothèses de Schiff. Mais, d'après eux, de ce que le système nerveux est très atteint dans la cachexie strumiprive, il ne s'en suit pas que ses modifications proviennent directement de l'ablation du corps thyroïde; il est plus logique de penser qu'elles sont la conséquence de troubles apportés dans le fonctionnement de l'organisme tout entier, par suite de la disparition de la glande.

Actuellement, la plupart des auteurs s'accordent donc à attribuer à la thyroïde des fonctions antitoxiques. La glande aurait pour rôle d'élaborer une substance bienfaisante et protectrice, neutralisant d'autres substances nuisibles, fabriquées quelque part dans l'économie.

Ce fut l'opinion de Schiff à partir de ses expériences de transplantation thyroïdienne.

Colzi (1) avait observé que, chez les animaux thyroïdectomisés, les accidents strumiprives disparaissent temporaire-

(1) Colzi, *la Sperimentale*, août 1884.

ment lorsqu'on met le système circulatoire de l'animal opéré en communication avec celui d'un animal sain. C'était, sous une autre forme, la même démonstration que pour la greffe thyroïdienne. Le même auteur, ayant vu également que les accidents de la thyroïdectomie totale peuvent être évités par une saignée abondante de l'animal, — expérience qui fut répétée plus tard avec succès par Fano (de Gênes) et de Tarchanoff (de Saint-Pétersbourg) (1) — en a tiré la même conclusion, à savoir : que cette saignée est efficace en soustrayant au sang une certaine quantité de principes nuisibles qui s'y seraient accumulés à la suite de la thyroïdectomie. D'après Fano et Landi, le résultat est le même quand, au lieu de pratiquer une saignée, on étend le sang de l'animal au moyen d'une injection sodique.

Les recherches sur le coefficient urotoxique chez les myxœdémateux et les thyroïdectomisés, faites par Laulanié, Gley, Massoin, etc., sont venues corroborer la théorie des fonctions antitoxiques de la glande thyroïde. Il s'agirait bien d'une véritable auto-intoxication, attendu qu'on l'observe indépendamment du genre d'alimentation auquel l'animal est soumis. Les accidents sont plus rapides à la vérité quand celui-ci est nourri avec de la viande, mais ils sont simplement retardés quand le jeûne est absolu ou qu'on met en usage le régime lacté exclusif (Breisacher).

Si, en principe, l'action antitoxique des produits thyroïdiens semble établie sur des bases sérieuses, il est vrai aussi de dire qu'on n'est nullement fixé sur la façon dont s'opère cette action antitoxique.

Faut-il supposer, avec Horsley et Eiselsberg, que la thyroïde neutralise la matière mucinoïde, qui est toxique pour l'organisme? On observe en effet de la tétanie quand on injecte

---

(1) Fano, *Congrès de Physiol.*, Bâle, sept. 1889; — de Tarchanoff, *ibidem*.

de la mucine à des animaux (Wagner); Selésinger fait rentrer dans le groupe des tétanies par empoisonnement exogène celle qui est déterminée par la pellagre et l'ergotisme; or, parmi les produits vénéneux de l'ergot, se trouve une substance analogue à cette mucine.

A. Michaëlsen pense, comme Grüntzer, que le corps thyroïde a pour fonction de neutraliser des déchets de la nutrition capables de provoquer des effets toxiques tétaniformes, analogues à ceux de la strychnine. Mais Abelous, expérimentant l'action antitoxique de sucs de divers organes par rapport à la strychnine, a constaté que le corps thyroïde venait au dernier rang dans cette liste (1).

A la suite d'expériences intéressantes, Dourdoufi (de Moscou) (2) a émis l'hypothèse suivant laquelle la pathogénie de certains symptômes de la maladie de Basedow pourrait être attribuée à l'auto-intoxication par une substance dont les effets physiologiques présenteraient beaucoup d'analogies avec ceux de la Cocaïne, tandis qu'au contraire certains phénomènes du myxœdème seraient dus à l'absence d'une substance cocaïniforme (3).

Rogowitch, ayant constaté des lésions histologiques des cellules nerveuses semblables à celles qu'on rencontre dans l'intoxication phosphorée, admet aussi que les troubles nerveux consécutifs à la thyroïdectomie sont de nature toxique. R. Guerrieri (4), dans le même ordre d'idées, a voulu vérifier l'action du phosphore sur la thyroïde. Il a constaté, sur des chiens empoisonnés par cette substance, la diminution ma-

---

(1) Abelous, Sur l'action antitoxique des organes. *Arch. de Physiol.*, octobre 1895.
(2) Dourdoufi, *La Médecine moderne*, 10 mars 1894.
(3) J'avais dit moi-même, dès 1888 (Anesthésie par la cocaïne, *Journal des Praticiens*) que les injections de cocaïne, souvent répétées, peuvent engendrer le complexus basedowien.
(4) Guerrieri, *Rev. sperim. di frenatr. e di med. leg.*, XXII, 3, 1896.

nifeste, souvent même la disparition complète, de la substance colloïde, ainsi que l'effacement des parois folliculaires. On ne voit pas bien comment ces expériences pourraient être utiles à la théorie de Rogowitch.

De Quervain croit aussi que les accidents tétaniques sont d'ordre toxique, car les lésions du système nerveux sont accessoires et inconstantes.

On peut encore citer les intéressantes recherches de Lindemann. Cet auteur, supposant que le corps thyroïde détruit des substances excrémentitielles, comme la xanthine, étudie son action sur un composé voisin, la caféine; il reconnut que cette caféine, injectée dans l'artère carotide, est toxique à dose de 0 gr. 17 par kilog.; introduite dans la veine jugulaire d'un chien thyroïdectomisé, elle le tue à 0 gr. 075; si l'on fait ingérer ces 0 gr. 075 à un autre chien également opéré, on produit de violents accès convulsifs; la même dose, donnée à un animal sain, n'amène que de légers vomissements.

La solution du problème, c'est-à-dire la démonstration de la théorie antitoxique, consisterait à déterminer et à isoler à la fois les principes toxiques, cause de la cachexie strumiprive, et la substance élaborée par le corps thyroïde, qui exerce sur ces toxines une action destructive ou neutralisante.

Notkine (de Kiew) croit avoir résolu ce problème.

Il prétend que la substance dite par lui **thyroprotéide**, dont il a donné la composition et que Bajenoff aurait retrouvée dans le sang et les urines des athyroïdes, est la véritable toxine, cause de la cachexie strumiprive. Voici, du reste, résumées les conclusions de l'intéressant travail de Notkine :

La thyroprotéide, qui représente la plus grande partie de

la substance colloïde, est toxique pour les animaux et provoque chez eux des troubles analogues à ceux de la cachexie strumiprive. Elle se décompose très lentement dans l'organisme, en est éliminée aussi lentement et partant exerce une action cumulative.

Pour un animal privé de la portion principale du corps thyroïde, la thyroprotéide est toxique, même à une dose que les animaux sains supportent impunément; mais si, après une thyroïdectomie partielle, on attend, pour pratiquer l'injection, que la glande réséquée ait eu le temps de s'hypertrophier, l'animal opéré supporte la thyroprotéide tout aussi bien qu'un animal sain.

L'action de la thyroprotéide est d'abord excitante, puis paralysante, et elle affecte vraisemblablement le système nerveux central. Sous son influence, les contractions cardiaques paraissent s'affaiblir et se ralentir ; en tous cas, elles ne sont pas accélérées. La nutrition générale de l'organisme souffre aussi, ce qui se traduit par un amaigrissement manifeste dans les cas où l'action de la thyroprotéide se produit lentement. A l'autopsie d'animaux intoxiqués par de la thyroprotéide, on trouve le foie congestionné, le corps thyroïde presque toujours pâle, anémié, et fortement œdématié.

Partant de ce fait que, sous l'influence de l'ingestion du corps thyroïde, il se fait une involution des goîtres colloïdes diffus, et cela de telle sorte que la masse colloïde contenue dans les alvéoles de la glande disparaît comme si elle était décomposée, puis résorbée dans ces alvéoles mêmes, l'auteur estime que cette substance colloïde représente, pour ainsi dire, l'équivalent anatomique de la thyroprotéide et que cette dernière n'est pas un produit de sécrétion de la glande thyroïde, mais un déchet des échanges intra-organiques.

La thyroprotéide constitue très vraisemblablement le poison qui, en s'accumulant dans l'organisme à la suite de l'opération de la thyroïdectomie, provoque les phénomènes de la cachexie strumiprive. Ce poison est détruit ou neutralisé par le véritable produit de sécrétion de la glande thyroïde, lequel contient un ferment spécial (enzyme).

Le rôle physiologique du corps thyroïde consisterait donc à épurer l'organisme de la thyroprotéide contenue dans le sang, à emmagasiner cette substance toxique dans les alvéoles de la glande, à l'y neutraliser, puis, après l'avoir ainsi rendue inoffensive, à la déverser de nouveau dans le courant circulatoire, afin de lui faire subir des métamorphoses ultérieures.

Notkine fait remarquer que la maladie de Basedow, qui probablement est le résultat d'une intoxication par l'enzyme thyroïdien en excès, paraît être influencée d'une façon très favorable par la thyroprotéide à petites doses.

Quant à la substance neutralisante qui, dans cette théorie antitoxique, serait le produit proprement dit de la sécrétion thyroïdienne, Notkine la considère comme étant un corps enzymaire qu'il appelle thyréoïdine.

S. Fränkel prétend que ce dernier rôle revient à l'alcaloïde qu'il nomme thyro-antitoxine et Baumann à la substance iodée qu'il a découverte, la thyro-iodine ou iodothyrine.

A notre avis, c'est ce dernier produit qu'on pourrait le plus justement considérer comme jouant le rôle d'antitoxine. En effet, de tous les corps qu'on a extraits de la thyroïde, l'iodothyrine est celui qui réunit le mieux l'action totale du suc thyroïdien ; en tous cas, comme l'a montré Magnus-Lévy, c'est celui qui a l'effet le plus manifeste sur les échanges nutritifs.

La présence de l'iode dans cette substance permet, du reste, de donner à bien des phénomènes se rattachant à la thyroïde et restés jusque-là sans solution une explication d'autant plus plausible qu'elle est conforme aux connaissances qu'on avait depuis longtemps de l'action presque spécifique de l'iode sur la thyroïde.

Ainsi donc, cette théorie antitoxique, telle qu'elle a été présentée par Notkine, puis complétée par la découverte de Baumann, peut être résumée de la façon suivante : la thyroprotéide, substance nuisible qui prend naissance dans l'organisme, subit, au sein même de la glande thyroïde, une neutralisation ou une destruction par l'action de la thyro-iodine, substance bienfaisante et de sécrétion thyroïdienne.

C'est sous cette forme synthétique que, dans l'état actuel de nos connaissances sur ce sujet, l'action antitoxique des produits thyroïdiens doit, croyons-nous, être présentée.

Eh bien ! quand on y regarde de près, cette théorie antitoxique de la médication thyroïdienne est loin de satisfaire l'esprit et donne lieu à de nombreuses objections. Ce qu'on ne saisit pas très bien dans cette théorie, c'est comment il se fait que la substance thyroïde en nature, qui contient par conséquent à la fois le produit toxique, thyroprotéide de Notkine, et le produit antitoxique, thyro-iodine de Baumann, reproduise, dans la médication thyroïdienne, les seuls effets du produit antitoxique. Que deviennent donc alors les effets de la thyroprotéide qui représente presque toute la matière colloïde, laquelle constitue presque en entier le suc thyroïdien naturel ? Est-ce parce qu'il doit toujours y avoir dans une glande thyroïde saine — comme sont naturellement celles qui servent à la préparation du suc — une prédominance du produit antitoxique, produit neutralisant, sur le produit toxique qui doit être neutralisé, et que le premier, étant de nature enzymaire, ne compte pas par sa quantité mais par sa simple présence, celle-ci fût-elle représentée par une dose infinitésimale ? L'explication pourrait être acceptée avec la théorie telle que l'a formulée Notkine, c'est-à-dire en admettant l'existence de la substance enzymaire comme antitoxique. Mais alors la théorie avec l'enzyme de Notkine est beaucoup moins compréhensive, beaucoup moins explicative des phénomènes qu'avec l'iodothyrine de Baumann, tandis que d'autre part, si on admet l'iodothyrine de Baumann, l'objection précédente persiste, puisque l'iodothyrine est un corps bien défini, agissant à des doses précises et d'autant plus énergiquement que ces doses sont plus élevées.

En outre, comment expliquer que le suc naturel (avec la thyroprotéide par conséquent) est encore de toutes les préparations thyroïdiennes la plus efficace ? Et encore que, dans le corps thyroïde des basedowiens, lequel, au dire de la plupart des auteurs, se distingue par l'absence presque complète de matière colloïde, et, en tous cas, d'après la théorie, par une notable prédominance de la matière antitoxique, on ne trouve pas un suc jouissant de propriétés plus actives que celui d'un goître ordinaire (expériences de Hutchinson, de Soupault (1)?

De tous les organes auxquels on attribue des fonctions antitoxiques — et ils sont nombreux, capsules surrénales, reins, pancréas, foie, rate, etc., pour ne citer que les plus connus (2) — la thyroïde est l'organe qui les posséderait de la façon la plus démonstrative, dit-on. Il est bien vrai que, pour aucun autre tissu, les essais d'opothérapie n'ont donné des résultats comparables ; il est bien vrai que le suc orchitique lui-même, dont le succès avait au début consacré expérimentalement l'exactitude de la théorie séquardienne sur les

---

(1) Hutchinson, *Ass. brit. med.*, 64e session, juillet 1896. — Soupault, *Revue de neurologie*, 30 novembre 1897, p. 630.

(2) D'après les nouvelles idées sur les auto-intoxications et les sécrétions internes, il n'est pas un organe, pas un tissu, pas une cellule dont l'excès d'activité ou le défaut de fonctionnement ne soient capables de faire naître quelques composés offensifs (Charrin).

sécrétions internes, n'a jamais produit des effets aussi positifs et aussi probants que le suc thyroïdien.

Mais il est un point qu'il faut bien faire remarquer, c'est que l'application organo thérapique du corps thyroïde comporte de notables différences avec ce qui se voit pour ces autres organes.

Prenons les capsules surrénales, dont les fonctions antitoxiques paraissent également bien démontrées (Langlois, Charrin, Abelous, Albanèse, Zucco, etc.). On a bien constaté, comme pour la thyroïde, que l'extrait des capsules retarde la mort des animaux décapsulés et supprime les convulsions; Abelous, après avoir pratiqué des greffes sur des animaux, a bien pu impunément leur enlever leurs capsules, puis les faire succomber en les privant de leur greffe. Mais, dans leur application sur l'homme, l'opothérapie surrénale et l'opothérapie thyroïdienne présentent de notables différences.

Jaboulay, ayant inséré chez deux malades une capsule surrénale de chien sous la peau de l'abdomen, vit ces deux malades succomber, 24 heures après, avec des phénomènes identiques, de la prostration, de l'hyperthermie, etc. Dans un autre cas, chez un enfant addisonien et tuberculeux, V. Augagneur pratique, dans le tissu sous-cutané de l'abdomen, une greffe de capsule de chien ; l'enfant meurt trois jours après, avec fièvre, convulsion, coma. Courmont cite un cas tout à fait analogue (1).

Voilà donc deux glandes, la thyroïde et la capsule surrénale, passant toutes deux pour jouir de fonctions antitoxiques, l'une et l'autre indispensables à l'homme, dont la première

---

(1) Jaboulay, la Greffe de corps thyroïde et de capsule surrénale dans les maladies de ces glandes. *Lyon médical*, 1892, 21 mars. — V. Augagneur, *Ibidem.*, 1893, 29 janvier, p. 169. — Courmont, 4ᵉ *Congrès de médecine interne*, à Montpellier, 13 avril 1898.

peut être remplacée par son homologue empruntée à un animal et dont la seconde, lorsqu'elle est altérée, non seulement ne peut pas être suppléée par un corps surrénal étranger, mais est incapable de lutter contre les effets de cette greffe, laquelle, loin de guérir, empoisonne au contraire le malade plus sûrement que s'il avait eu des capsules surrénales saines.

Béclère (1) établit un parallèle entre l'opothérapie surrénale chez les addisoniens et l'opothérapie thyroïdienne chez les myxœdémateux.

Chez les myxœdémateux, l'action de la médication thyroïdienne est toujours efficace et se manifeste dès les premiers jours du traitement; chez l'addisonien, au contraire, le traitement surrénal échoue le plus souvent, et, quand il réussit, il s'écoule entre le début du traitement et les premières apparences d'amélioration plusieurs mois.

Chez le myxœdémateux, le bénéfice de la médication thyroïdienne est essentiellement temporaire, il survit quelques jours seulement à la suppression du traitement; le malade est obligé de se traiter jusqu'à la fin de son existence. Chez l'addisonien, au contraire, le traitement a une durée limitée et, après qu'il a été suspendu, l'amélioration ne fait que s'accroître pour aboutir à une guérison durable.

Ces différences fondamentales entre les effets de l'opothérapie surrénale et ceux de l'opothérapie thyroïdienne montrent manifestement que ces deux médications ne présentent aucune analogie dans leur mode d'action sur l'organisme.

L'une, la médication thyroïdienne, agit en apportant à l'organisme certaines substances que le myxœdémateux ne fabrique plus ou du moins qu'il fabrique en quantité insuffisante; ces substances sont du reste aussitôt utilisées, puis

(1) Béclère, *Soc. méd. des hôpitaux*, 25 février 1898.

détruites ou éliminées; il est donc nécessaire d'en renouveler presque incessamment l'apport, comme on fait d'un médicament.

L'autre, la médication surrénale, quand par hasard son action est efficace, n'agit certainement pas de la même façon.

Il est encore un autre fait plus important.

Contrairement à ce qui se passe dans l'emploi opothérapique des autres extraits de tissu, le principe thyroïdien est aussi énergique, — et même plus, — par la voie stomacale que par les injections sous-cutanées.

On est bien forcé d'admettre que, pour résister à l'action des sucs gastrique et intestinal, il est nécessaire que ce principe actif soit autre chose qu'une simple matière albuminoïde, contenant ou non un ferment.

Avec l'iodothyrine, substance nettement distincte des albuminoïdes non seulement par ses caractères physiques, mais encore par la présence de l'iode, cette résistance aux liquides digestifs s'explique d'elle-même. Le fait, si anormal en apparence, que le suc thyroïdien est plus énergique administré *ab ore* que *sub cute* s'expliquerait ainsi : la matière colloïde, qui forme la grande partie de la thyroprotéide, serait anéantie par les sucs digestifs et ne contrebalancerait pas l'effet de l'iodothyrine qui, au contraire, reste intacte.

La théorie antitoxique de la médication thyroïdienne ne nous satisfait donc pas : elle ne semble pas donner à cette médication sa véritable physionomie.

En effet, avec l'opothérapie thyroïdienne, on se trouve en présence d'un processus organochimique qui se précise. On n'a pas seulement affaire à un vague ferment dont les effets antitoxiques n'ont qu'une existence factice et hypothétique. Mais on a en mains un véritable médicament, l'iodothyrine, composé iodé auquel s'associe l'arsenic, sous forme d'arsénucléine, et l'iode et l'arsenic sont des corps dont une longue pratique thérapeutique a consacré et admirablement défini les propriétés et les indications.

L'iodothyrine et l'arsénucléine ne doivent donc pas être considérées comme une antitoxine, mais comme un médicament dans la réelle acception du mot, c'est-à-dire comme un agent destiné à ramener au type normal les organes et les fonctions déviés par l'état de maladie, en déterminant des modifications dans leur dynamisme et leurs fonctions.

Au lieu de supposer que la sécrétion de la thyroïde agit en détruisant ou en neutralisant des déchets toxiques qui, sans elle, s'accumuleraient dans l'économie, il nous paraît plus conforme aux faits d'admettre que le produit de cette sécrétion a pour effet d'empêcher la formation de ces déchets.

Le produit actif de cette sécrétion serait le **régulateur des échanges nutritifs** qu'il maintient dans la normale, au lieu d'être un agent de défense contre les produits malfaisants résultant de la déviation de ces échanges.

Et, en réalité, le liquide thyroïdien introduit dans l'économie ne semble s'y comporter ni comme une toxine, ni comme une antitoxine, mais comme un médicament ordinaire. Sous l'influence de la médication thyroïdienne, il se produit bien, il est vrai, des modifications dans la désassimilation des substances organiques, ainsi que des réactions objectives et subjectives; mais cela n'est pas spécial au traitement thyroïdien. Ces mêmes phénomènes et ces mêmes symptômes se rencontrent, plus ou moins accentués, dans les divers cas de modification brusque des échanges, par exemple avec la suractivité des désassimilations azotées et avec l'accroissement de l'oxydation des graisses. Ainsi, on les note lorsqu'on force certaines cures contre l'obésité, la cure de Banting entre autres, ou bien à la suite d'exercices musculaires exagérés. Ces phénomènes sont, en tous points, comparables aux troubles que produit indirectement l'emploi abusif ou trop précipité d'une médication quelconque, laquelle peut donner lieu alors à des symptômes analogues de métabolisme exagéré, sans devoir pour cela être rangée parmi les médications toxiques ou antitoxiques.

Du reste, ces phénomènes de réaction trop intense du traitement thyroïdien peuvent être évités, comme dans toute autre médication, en tâtant la susceptibilité individuelle des sujets.

Pareillement, quand, par la suppression de la sécrétion thyroïdienne, comme cela existe dans le myxœdème, il se produit un ralentissement dans les désassimilations azotées, on se trouve en présence moins d'une intoxication proprement dite que d'un trouble organique véritable, d'un métabolisme insuffisant.

Donc, à la diminution de la fonction thyroïdienne correspond le ralentissement du mouvement nutritif, de même que l'opothérapie thyroïdienne provoque une accélération de ce mouvement.

A l'appui de cette façon de penser, on peut envisager ce qui se passe, par exemple, dans les cas d'**Hypoazoturie**. On sait qu'en dehors des cas d'hypoazoturie acquise, signe d'une dénutrition générale dont la cause provocatrice est le plus souvent un cancer avancé ou toute autre affection chronique et progressive, il existe une hypoazoturie primitive, en quelque sorte constitutionnelle et congénitale. Or, ces hypoazoturiques ont une physionomie spéciale, se rapprochant presque, à un certain point, de celle des myxœdémateux et que le professeur Tedenat (de Montpellier) a bien mise en relief (1).

« Fréquemment, dit-il, les hypoazoturiques ont l'aspect in-

(1) H. Reyniès, De l'hypoazoturie : sa véritable signification clinique. *Semaine médicale*, 1897, p. 205.

fantile, les membres grêles, les chairs molles, le teint peu coloré, leurs artères petites, minces; ils ont les extrémités habituellement refroidies, même en été, et la paume de leurs mains est souvent en transpiration ; ils ont les tissus musculo-aponévrotiques insuffisants, atones, et par là sont plus exposés aux ptoses, aux prolapsus et aux hernies. Chez les femmes, l'utérus est petit; les règles sont pâles, peu régulières. D'autres fois, l'hypoazoturie revêt un autre type : les sujets sont alors obèses et gras; mais ce masque adipeux cache une nutrition tout aussi retardée. Les hypoazoturiques ont d'ailleurs un tempérament mou et sont souvent apathiques.

Comme on le voit, ce tableau symptomatique de l'hypoazoturie constitutionnelle ressemble beaucoup à celui du myxœdème.

La glande thyroïde verse donc dans la circulation une substance de sécrétion qui a les propriétés d'un véritable médicament.

L'utilisation de cette substance dans l'économie est indispensable, puisque sa disparition est toujours accompagnée des troubles les plus profonds de la nutrition.

Le suc thyroïdien, introduit artificiellement dans l'organisme, s'y comporte comme un véritable médicament. On peut dire même que la thérapeutique ne possède pas de moyen plus puissant et qu'il n'y a pas dans toute la matière médicale une autre substance dont l'action curative soit plus évidente, plus prompte et plus sûre. Non seulement il fait disparaître complètement les accidents consécutifs à l'absence de la glande, mais encore il agit favorablement sur chacun des symptômes de la cachexie strumiprive, pris isolément et envisagé en dehors de cette cachexie.

Or, à bien considérer, tous ces symptômes relèvent moins

d'un empoisonnement intra-organique que d'un ralentissement des échanges nutritifs, d'un abaissement des oxydations.

Les matériaux jeunes et embryogéniques que fabrique sans cesse l'organisme subissent un arrêt dans leur évolution quand la fonction thyroïdienne est supprimée. Sans elle, il semble que ces matériaux en préparation ne puissent pas arriver à leur organisation complète. Les cartilages épiphysaires, destinés à devenir tissu osseux, s'arrêtent dans leur processus. Les érythrocytes nucléés, indice d'un état fœtal du sang, ne deviennent pas globules adultes. La mucine, substance en marche vers un état plus parfait, cesse de subir les transformations nécessaires et s'accumule dans les tissus.

Ces matériaux embryonnaires, inutilisables dans un organisme complet, peuvent devenir, quand ils s'y forment, de véritables agents nuisibles et toxiques, et c'est dans ce sens qu'on pourrait à la rigueur admettre une fonction antitoxique de la thyroïde; mais, plus justement et avant tout, la fonction de cette glande est d'empêcher la formation de ces matières.

C'est à la protéide iodée et à la protéide arsenicale, — sans doute par l'iode et l'arsenic qu'elles contiennent, — qu'est due l'action du corps thyroïde, préventive quand la glande fonctionne normalement, modificatrice et restrictive quand, la glande ne fonctionnant plus, on y supplée par le suc thyroïdien.

Ne voit-on pas l'iode et l'arsenic associés ensemble se comporter comme agents thérapeutiques d'une façon analogue à celle du liquide thyroïdien ? Et c'est à ce mode d'action qu'est due leur réputation de **dépuratifs** par excellence. Pour ne parler que de ce qui se passe dans la syphilis tertiaire, où la plupart des néoformations sont de nature embryoplastique, le traitement iodique, qui a une action si spécifique, prévient la genèse de ces éléments embryoplastiques et aussi bien les fait disparaître quand ils sont formés. On a même traité avec succès par le suc thyroïdien la syphilis maligne, rebelle au traitement spécifique ioduré (Menziès)(1).

Nous croyons donc que l'iodothyrine a une influence directe sur le métabolisme, sans même qu'il soit besoin de l'intermédiaire du système nerveux pour expliquer son influence sur la régulation des échanges intra-organiques. Quand la glande thyroïde, atrophiée ou dégénérée, ne sécrète plus cette substance, les troubles nutritifs qui en résultent sont immédiats et tiennent uniquement à l'absence dans l'organisme d'un principe qui augmente normalement l'intensité des échanges. En un mot, la régularisation des échanges nous apparaît comme pouvant être d'ordre chimique direct. Il existe dans l'organisme des substances qui exagèrent, d'autres qui diminuent le métabolisme. Par l'action ménagée de ces corps en quantité à peu près équivalente, doit être réalisé l'équilibre nutritif. L'iodothyrine est une de ces substances la mieux déterminée chimiquement, bien qu'elle contienne encore beaucoup d'inconnues.

D'après des recherches récentes, celles de Vanossy et de Vas entre autres (2), l'action du suc thyroïdien sur le métabolisme serait la seule et unique, et les phénomènes de thyroïdisme (phénomènes toxiques), souvent constatés, résulteraient, comme nous l'avons déjà dit, de ce que les préparations thyroïdiennes employées ne sont pas suffisamment stérilisées et contiennent des ptomaïnes.

D'après ce qui précède, il est à peine besoin d'ajouter que nous nous refusons à considérer la sécrétion thyroïdienne comme ayant son centre d'action limité au sein même du corps thyroïde. Du moment que nous l'envisageons comme

---

(1) Menziès, Syphilis maligne traitée par le suc thyroïdien. *Semaine médicale*, 1894, annexe, p. CLXX.
(2) Vanossy et Vas, *Munch. med. Wochen.*, sept. 1897.

étant en quelque sorte inhibitrice des déviations des actes nutritifs, cette action doit se porter sur toutes les parties de l'économie.

La conception de Notkine, faisant de la glande thyroïde une sorte de récipient de laboratoire où la toxine, sous forme de matière colloïde (thyroprotéide), viendrait se soumettre à l'action neutralisante de l'antitoxine, paraît bien invraisemblable. Sans qu'il le dise, bien entendu, l'auteur semble avoir été impressionné par la similitude d'aspect de la matière colloïde et de la mucine, ainsi que par l'action régressive et involutive que le suc thyroïdien exerce sur les goitres colloïdes. Mais ce sont là plutôt des rapprochements qui provoquent des théories ingénieuses et qui font qu'on laisse trop de côté l'ensemble des phénomènes.

A envisager, telle que nous venons de le faire, l'action de la sécrétion thyroïdienne, on explique d'une façon peu complexe et très compréhensive tous les phénomènes de la cachexie strumiprive et leur disparition par l'emploi des préparations thyroïdiennes. Mais ce n'est pas de ce côté que se trouvent les véritables difficultés d'interprétation.

Il n'est contesté par personne en effet que, dans la cachexie strumiprive et le myxœdème, la disparition du corps thyroïde soit dans un rapport causal direct avec les phénomènes morbides, par suite de l'absence d'une substance sécrétée ayant une importance spécifique sur toutes les fonctions, soit qu'elle détruise ou transforme, soit qu'elle neutralise ou inhibe des produits issus des échanges nutritifs de l'organisme. Pour notre part, nous ne faisons que préciser, en disant que cette substance sécrétée spécifique est l'iodothyrine, dont l'action physiologique et pharmacodynamique, se rapprochant de celle de l'iode et des iodures, est régulatrice des échanges organiques.

Les difficultés apparaissent quand on se place en présence

d'autres phénomènes morbides se rattachant, non plus, comme le myxœdème, à la suppression du corps thyroïde et à l'absence de sa sécrétion, mais au contraire à l'hypertrophie de l'organe et à l'exagération ou à l'adultération de sa sécrétion.

En un mot, comment se comporte la sécrétion thyroïdienne dans le goitre simple, dans le goitre exophtalmique, et aussi dans les cas où le corps thyroïde, à l'instar des autres glandes, sans présenter de lésions anatomiques apparentes, se trouve modifié dans sa fonction de sécrétion ?

Ces différentes questions seront passées en revue dans la seconde partie de ce livre, où sera traitée la « médication thyroïdienne dans les maladies ».

Mais, avant d'aborder cette deuxième partie, il est intéressant de passer une revue complémentaire de la *médication parathyroïdienne* et de la *médication hypophysaire*.

CHAPITRE VII

MÉDICATION PARATHYROIDIENNE ET MÉDICATION HYPOPHYSAIRE

Comme complément à l'étude que nous venons de faire des modifications organiques produites par l'administration des préparations du corps thyroïde, il est intéressant d'examiner les effets de même ordre produits : 1° par l'opothérapie parathyroïdienne; 2° par l'opothérapie hypophysaire, l'hypophyse ou corps pituitaire pouvant être considéré, avons-nous dit, comme une glandule thyroïde aberrante.

I. MÉDICATION PARATHYROIDIENNE. — Nous rappellerons qu'en ce qui concerne les glandules parathyroïdes, trois théories ont été émises :

1° Théorie des suppléances fonctionnelles, d'après laquelle les parathyroïdes suppléeraient le corps thyroïde quand il fait défaut (Gley);

2° Théorie d'une fonction parathyroïdienne propre, indépendante de la fonction thyroïdienne (Moussu). De même que l'insuffisance thyroïdienne cause les phénomènes chroniques de la cachexie strumiprive, de même l'insuffisance parathyroïdienne donnerait naissance aux accidents aigus tétaniques (1);

3° Théorie d'une association fonctionnelle entre le corps

(1) Moussu, Recherches sur les fonctions thyroïdiennes et parathyroïdiennes. *Thèse de Paris*, 1897.

thyroïde et les parathyroïdes. D'après cette théorie, présentée en dernier lieu par Gley, les parathyroïdes auraient pour fonction spéciale de préparer le produit de la sécrétion qui se déposerait ensuite dans la glande principale. Gley étaie cette théorie sur les faits expérimentaux suivants : On trouve de l'iode dans les parathyroïdes proportionnellement en bien plus grande quantité que dans le corps thyroïde, 10 à 15 fois plus à poids égal, et encore en beaucoup plus grande quantité qu'à l'état normal, quand on a extirpé le corps thyroïde ; inversement, le corps thyroïde ne contiendrait qu'une quantité d'iode bien inférieure à la normale, après l'ablation des parathyroïdes (1).

Ces diverses théories comportent encore de nouvelles études. Cependant, ce que l'on sait positivement des parathyroïdes, c'est que, chez les animaux, l'extirpation des glandules externes ne produit pas de conséquences fâcheuses, tandis que l'extirpation sumultanée des glandules externes et internes détermine les accidents aigus de tétanie. C'est là du moins ce qui ressort des expériences faites sur des chiens, des chats et des lapins. Mais, sur l'homme, l'extirpation isolée des parathyroïdes n'a pas encore été pratiquée et ne paraît pas devoir l'être, parce que, chez l'homme, ces glandules sont immédiatement juxtaposées à la thyroïde et font corps avec elle. De sorte que le myxœdème, qui succède chez l'homme à la thyroïdectomie totale, est bien la résultante de l'absence de la thyroïde et des parathyroïdes. C'est bien, à proprement parler, un myxœdème thyro-parathyroïdien. Or, ce myxœdème post-opératoire représente cliniquement la forme la plus complète du myxœdème : on y retrouve toujours inséparablement les deux éléments de la cachexie, état morphologique spécial dit pachydermique et état de dépres-

(1) Gley, Glande thyroïde et glandules parathyroïdes. *Presse médicale*, 1898, p. 17.

sion psychique. Tandis que, au contraire, dans le myxœdème spontané, on rencontre des cas purement morphologiques avec intégrité complète des aptitudes psychiques.

Brissaud (1) suppose que, si le bistouri du thyroïdectomiste ménage difficilement les parathyroïdes, un processus morbide peut les laisser intactes et qu'ainsi s'expliqueraient ces différences entre le myxœdème opératoire, toujours complet (myxœdème thyroparathyroïdien), et certaines formes purement morphologiques du myxœdème médical, chez lesquelles l'intégrité des fonctions psychiques correspondrait à l'intégrité des parathyroïdes (myxœdème simplement thyroïdien).

D'où cette conclusion que les glandules parathyroïdes pourraient bien être spécialement préposées au bon fonctionnement des centres nerveux.

On s'est demandé aussi si les glandules parathyroïdes ne joueraient pas un rôle dans la genèse de la maladie de Basedow.

On a bien étudié, dans cette maladie, les lésions de la glande thyroïde, du thymus et des ganglions lymphatiques circonvoisins, mais on n'a pas, que nous sachions du moins, songé à connaître l'état des parathyroïdes. Et pourtant on peut faire remarquer que les parathyroïdes ont une origine embryologique commune avec le thymus et que, dans un grand nombre de cas de maladie de Basedow, le thymus est hypertrophié ; — que l'extirpation isolée de ces glandules chez certains animaux provoque les accidents aigus de la cachexie strumiprive (Moussu, Vassale, Alexandri, Rouxeau) ; — que ces accidents aigus (tétanie, tremblements, paralysies, etc.) se rapprochent beaucoup plus des phénomènes basedowiens que de ceux du myxœdème ; — qu'il ne paraît pas

(1) Brissaud, Myxœdème thyroïdien et myxœdème parathyroïdien. *Presse médicale*, 1898, n° 1 ; — *Iconographie de la Salpêtrière*, 1897, p. 240.

contestable que les causes générales diathésiques et infectieuses qui, dans la maladie de Basedow, atteignent le corps thyroïde, altèrent également les parathyroïdes (Roger et Garnier).

Pour qu'il y ait goitre exophtalmique, peut-être faut-il que tout le système glandulaire thyroïdien soit endommagé, tandis que, dans le goitre vulgaire, dont les lésions thyroïdiennes sont en somme les mêmes, l'intégrité de la fonction parathyroïdienne empêche les phénomènes de basedowisme. C'est approchant la distinction que Brissaud a faite entre le myxœdème thyroïdien et le myxœdème thyro-parathyroïdien.

Jusqu'à ce jour, les applications de la médication parathyroïdienne ont été peu nombreuses.

Cristiani et Ferrari (1) ont pratiqué des greffes de glandules parathyroïdes sur des rats blancs. Ces greffes, étudiées histologiquement, ont montré les mêmes phases de transformation que celles du tissu thyroïdien greffé; toutefois, le tissu parathyroïde gardait les mêmes caractères qu'il avait précédemment et jamais il n'a été vu évoluant vers le tissu thyroïdien.

Moussu (2) a injecté à des animaux ayant subi l'ablation de tous les organes thyroïdiens de l'extrait aqueux de glandules parathyroïdes. Les accidents de strumiprivie ont été seulement atténués avec une faible quantité de cet extrait. Avec des doses correspondant à une quinzaine de glandules du cheval, les phénomènes tétaniques ont complètement disparu ; bien entendu, ils ne tardaient pas à reparaître si on ne renouvelait pas les injections. Ces expériences semblent constituer pour Moussu une nouvelle démonstration d'une fonction parathyroïdienne indépendante de la fonction thyroïdienne proprement dite.

(1) Cristiani et Ferrari, *Soc. de biol.*, 16 octobre 1897 ; — Ferrari, Contribution à l'étude des glandes parathyroïdes. *Thèse de Genève*, 1898.
(2) Moussu, *Soc. de biologie*, 30 juillet 1898.

Plusieurs myxœdémateux ont été traités par Charrin (1) au moyen de glandules parathyroïdes. Les résultats n'ont pas été précisément satisfaisants. Dans des cas où la médication avec le corps thyroïde avait donné des succès, la médication parathyroïde n'a fourni aucun résultat bien appréciable.

Par contre, avec cette médication on aurait eu d'assez heureux résultats dans quelques cas de maladie de Basedow (2).

II. Médication hypophysaire. — L'hypophyse ou corps pituitaire peut être considéré comme une glande thyroïde aberrante, la plus grosse et la dernière d'une chaîne ininterrompue qui commencerait au-dessus du thymus, se continuerait par une autre glande aberrante existant parfois dans le *foramen cæcum* de la langue, et se terminant enfin par l'hypophyse.

On sait en effet que le corps pituitaire se compose de deux lobes, l'un postérieur, de nature nerveuse, dérivant du cerveau, l'autre antérieure, de nature épithéliale. Ce dernier lobe, de par sa structure et aussi de par sa physiologie, paraît se rapprocher de la glande thyroïde. Mêmes follicules clos remplis de matière colloïde, même dualité des cellules (Lothringer). Les cellules principales possèdent, contrairement aux autres, une propriété chimique spéciale : elles réduisent l'acide osmique, se colorent d'une manière plus intense par la méthode de Weigert et les couleurs d'aniline. C'est pour cette raison qu'on les a appelées *cellules chromophiles*. Comme les cellules similaires de la thyroïde, elles se transformeraient en matière colloïde (ou la sécréteraient), et cette matière serait absorbée ensuite par les vaisseaux

---

(1) Charrin, *Soc. de biol.*, 30 juillet 1898.
(2) Lusena, Organothérapie parathyroïdienne. *Riforma medica*, 12 nov. 1898. — Ferrari, *Thèse de Genève*, 1898.

lymphatiques, dans lesquels on retrouve, en effet, des bouchons de cette substance (Pisenti et Viola).

Pisenti (1) a même établi que la thyroïde et la pituitaire pouvaient être considérées comme ayant la même origine embryogénique. Jusqu'à lui on admettait sans conteste l'origine ectodermique de l'hypophyse, à l'encontre de celle du corps thyroïde, d'origine endodermique. Or, ce physiologiste a trouvé que dans l'hypophyse, abstraction faite de la partie nerveuse postérieure, la partie antérieure, épithéliale, pouvait se scinder elle-même en deux portions : l'une antérieure, la plus considérable et la plus vasculaire, avec de gros follicules remplis de matière colloïde ; l'autre postérieure, où la structure folliculaire est moins apparente, les vaisseaux moins nombreux, la matière colloïde absente. Pisenti rapproche ces données des découvertes embryologiques de Valenti et de Kupfer, qui assignent en effet à la portion épithéliale du corps pituitaire une double origine : l'une ectodermique (du bourgeon pharyngien des classiques), l'autre endodermique, aux dépens d'un diverticule de l'intestin primitif. Pisenti fait provenir du bourgeon endodermique la partie antérieure, folliculaire, colloïde, sus-mentionnée, et ainsi s'expliquerait son analogie de structure et de fonctions avec le corps thyroïde. Cette analogie est d'autant plus manifeste que, chez l'adulte, seule la portion antérieure subsiste, la portion postérieure s'atrophiant.

D'après Marie, le corps pituitaire exerce sur le développement de l'organisme une influence semblable à celle du corps thyroïde ; mais son rôle dans le mouvement des échanges organiques semble porter en particulier sur la nutrition des systèmes osseux, musculaire et vasculaire.

Que, sous l'influence d'un état morbide, l'activité de l'hypophyse soit accrue, le développement de ces systèmes osseux

---

(1) Pisenti, *Gazetta degli Ospedali*, 1895, n° 50.

et musculaire se fera plus considérable, et de la sorte l'adolescent deviendra un géant et l'adulte un acromégalique. C'est dans cette période d'éréthisme que l'acromégalique présente souvent des symptômes de basedowisme. Mais que les altérations de l'hypophyse aboutissent, à un moment donné, à la cessation de sa fonction, il se produit alors une cachexie spéciale, qui est le pendant de la cachexie strumiprive. C'est dans cet état que l'acromégalique se rapproche du myxœdémateux.

Un point important est encore à signaler, c'est que la glande pituitaire contient de l'iode comme le corps thyroïde (Ewald, Snitzler).

E. de Cyon (1) établit une assimilation physiologique entre l'hypophyse et la thyroïde. Comme celle-ci, la glande pituitaire remplirait à l'égard du cerveau un rôle protecteur contre l'afflux sanguin, d'abord par une action mécanique spéciale sur les mouvements du cœur et ensuite par le rôle chimique de sa sécrétion, dont les effets, comparables à ceux de l'iodothyrine, portent spécialement sur les nerfs moteurs du cœur (pneumogastrique et système sympathique).

Sous l'influence de l'administration de la substance hypophysaire, les échanges organiques subissent une modification assez analogue à celle que produit la médication thyroïdienne proprement dite. A. Schiff (2) a trouvé que l'excrétion de l'azote était variablement et modérément modifiée, tandis que celle du phosphore était notablement accrue, surtout dans les matières fécales, ce que Scholz avait déjà signalé pour la substance thyroïde. L'auteur en conclut que la substance hypophysaire provoque l'exagération de la destruction d'un tissu pauvre en azote et riche en phosphore, et,

(1) De Cyon, Fonctions de l'hypophyse. *Acad. des sciences*, 18 avril 1898.
(2) A. Schiff, Mutations organiques sous l'influence des préparations d'hypophyse et de thyroïde. *Zeitsch. f. klin. méd.*, XXX, 1897.

somme de ce genre il n'existe guère que deux tissus, les centres nerveux et les os, il pense qu'il s'agit d'une modification de la nutrition du tissu osseux.

D'après Magnus-Lévy (1), l'administration de tablettes de corps pituitaire est suivie de troubles de l'assimilation et de la désassimilation, semblables à ceux qu'on observe par l'usage de tablettes thyroïdiennes. Un acromégalique, avec tumeur maligne de l'hypophyse, observé par lui, offrait, au point de vue des échanges organiques, une grande ressemblance avec la maladie de Basedow : sueurs abondantes, polyphagie, polyurie, glycosurie alimentaire.

La glycosurie d'origine hypophysaire est fréquente; je l'ai observée une fois chez un acromégalique avec hypertrophie du corps pituitaire, constatée à l'autopsie. Hansmann, sur un total de 97 cas d'acromégalie, a trouvé mentionné 12 fois le diabète sucré et Strumpell pense que cette proportion est encore inférieure à la réalité.

Lancereaux a signalé la coexistence de l'acromégalie avec la maladie de Basedow et le diabète sucré; Joffroy estime que cette relation des complexes basedowien et acromégalique est plus fréquent qu'on ne pense (2).

(1) Magnus-Lévy, *Soc. de méd. int. de Berlin*, 5 avril 1897.
(2) Strumpell, *Deuts. Zeitsch. f. Nervenheilk*, XI, 1-2, 1898. — Pintes, Association de l'acromégalie et du diabète. *Allgemeine Wien. med. Zeitung*, 1897, nos 23, 24, 25. — Lancereaux, La trophonévrose acromégalique, sa coexistence avec le goître exophtalmique et le diabète sucré. *Semaine médicale* 1895, p. 61. — Joffroy, Acromégalie avec démence. *Progrès médical*, 26 février 1898. — Schlésinger, Acromégalie et diabète, *Société de médecine interne de Vienne*, mars 1902.

DEUXIÈME PARTIE

MÉDICATION THYROIDIENNE DANS LES MALADIES

L'application primordiale et essentielle de l'opothérapie thyroïdienne, nous l'avons dit, a trait à l'**athyroïdie**, c'est-à-dire à tous les états morbides résultant de l'absence de la glande thyroïde. Ces cas sont le triomphe de la médication.

Cependant, à l'instar des autres glandes, le corps thyroïde peut présenter des troubles purement fonctionnels et dynamiques. Il peut paraître intact en apparence, et avoir une sécrétion exagérée, insuffisante ou adultérée.

De là, les notions de l'hyperthyroïdie, de l'hypothyroïdie et de la dysthyroïdie.

Cette conception n'est pas une simple hypothèse, car elle s'appuie sur des faits nombreux d'observations ; mais ne serait-elle qu'une hypothèse qu'il faudrait encore s'y arrêter. Toute théorie médicale ne commence-t-elle pas souvent par une hypothèse et n'a-t-on pas supposé l'hypo et l'hyperchlorhydrie avant que le chimisme stomacal ait été, pour ainsi dire, extériorisé et livré à l'analyse par les repas d'épreuve et autres procédés ?

Le myxœdème lui-même, qui expérimentalement peut être reproduit par l'ablation de la thyroïde, ne comporte pas cependant nécessairement la disparition de cette glande. Une série d'observations dans ce sens a été publiée dans ces dernières années. Si bien que, sans avoir précisément diminué de volume, la glande peut être dans un tel état d'hypothyroïdie qu'elle engendre le myxœdème ou des symptômes qui s'y rapportent plus ou moins.

Inversement, avec une glande thyroïde, normale en apparence, il peut exister des phénomènes d'hyperthyroïdisme, ressemblant à ceux qu'on constate au cours d'une médication thyroïdienne intensive.

C'est surtout pendant la période d'activité glandulaire que doivent se produire les phénomènes d'hyperthyroïdie, et, pour le corps thyroïde, la période d'activité normale cesse au moment où cet organe commence à s'altérer par suite des progrès de l'âge. Chez le vieillard, la thyroïde est surtout altérée et réduite souvent à l'état de vestige. Cette période de dégénérescence est favorable à l'hypothyroïdie et le myxœdème n'est pas sans présenter certaines ressemblances avec les symptômes de la sénilité.

Le chimisme thyroïdien est encore incomplètement connu, mais, au milieu de faits contestés, il en est de définitivement acquis.

Le rôle assurément important que joue la glande thyroïde dans les échanges nutritifs, est incontestable : la désassimilation des albuminoïdes, la formation ou la désintégration de la graisse et du sucre, l'élaboration ou la destruction de la mucine, etc. Si l'on ajoute à toutes ces actions son influence bien connue sur le squelette, on comprend que la thyroïde puisse, par son bon ou son mauvais fonctionnement, modifier profondément le mouvement organique dont le corps humain est le théâtre.

Le champ de l'opothérapie thyroïdienne s'élargit de la sorte considérablement, et les résultats obtenus, pour être moins brillants que dans l'athyroïdie, sont aussi intéressants à tenter et à observer.

On est allé plus loin encore.

Dans l'engouement qui accompagne toute médication nouvelle, on a des tendances à en généraliser les applications. On en est donc arrivé bientôt à employer l'opothérapie thyroïdienne dans des maladies dont le symptôme principal se retrouve dans le myxœdème, et, comme celui-ci représente une dystrophie générale où la plupart des organes et des fonctions sont atteints, on conçoit l'extension prise par l'application de la médication.

Théoriquement, on peut donc dire que l'opothérapie thyroïdienne s'adresse aux cas où il existe de l'athyroïdie, de l'hypothyroïdie ou de la dysthyroïdie et qu'elle est contre-indiquée dans les cas d'hyperthyroïdie. En réalité, la distinction n'est pas absolue en pratique. Il n'est pas rare de rencontrer sur un même sujet les deux ordres de troubles, les uns résultant de l'affaiblissement des fonctions thyroïdiennes, les autres traduisant une exagération de ces mêmes fonctions. Cette association, en apparence paradoxale, s'explique par ce fait que les fonctions thyroïdiennes, étant sans doute choses complexes, se décomposent vraisemblablement en une série de fonctions distinctes. Quand le corps thyroïde est absent ou complètement atrophié, toutes ces fonctions partielles sont abolies et le myxœdème typique est réalisé. Mais, quand le corps thyroïde est présent, même malade, la lésion peut très bien déterminer la suppression de certaines fonctions et l'exaltation de certaines autres. Dans ces conditions, on conçoit que l'opothérapie thyroïdienne rétablissant l'équilibre entre ces diverses fonctions, les phénomènes d'hyperthyroïdie soient eux-mêmes amendés par le traitement. On trouvera dans la suite de nombreuses applications de ce principe de physiologie pathologique.

Pour mettre un peu d'ordre dans l'exposé des nombreuses

affections contre lesquelles on a utilisé, avec plus ou moins de succès, la thyroïdothérapie, nous classerons ces affections comme l'a fait Mossé (de Toulouse), en trois catégories (1) :

a) Etats morbides et dystrophies sous la dépendance d'une altération manifeste ou de la suppression de la grande thyroïde (*opothérapie directe*).

b) Etats morbides et troubles des organes ou des fonctions en corrélation avec le corps thyroïde, conduisant à admettre un trouble fonctionnel de la thyroïde, sans altération physique évidente (*opothérapie indirecte*).

c) Etats morbides et syndromes empiriquement améliorés par l'opothérapie thyroïdienne (*opothérapie empirique*).

Ce n'est là, bien entendu, qu'un classement d'ordre et non un classement définitif.

1) Mossé, *4ᵉ Congrès français de médecine interne*, tenu à Montpellier, 14 avril 1898.

CHAPITRE PREMIER

THYROIDOTHÉRAPIE DIRECTE

Sommaire. — Athyroïdie. — Myxœdème post-opératoire. — Myxœdème spontané de l'adulte. — Myxœdème infantile. — Crétinisme ou myxœdème endémique.

L'opothérapie thyroïdienne directe s'adresse :

a) Aux dystrophies consécutives à l'athyroïdie, c'est-à-dire : 1° le *myxœdème opératoire*, autrement dit cachexie strumiprive ou thyréoprive de Kocher; 2° le *myxœdème spontané de l'adulte* ; 3° le myxœdème infantile ou *idiotie myxœdémateuse* ; 4° le *goitre* et le *crétinisme endémiques*.

b) Aux diverses affections chroniques du corps thyroïde amenant un amoindrissement ou une adultération de la sécrétion, c'est-à-dire : 1° les *goitres ordinaires* ; 2° le *goitre exophtalmique*.

a) Toutes les dystrophies consécutives à l'athyroïdie donnent lieu, au point de vue de l'opothérapie thyroïdienne, à des considérations communes.

La médication y agit pour ainsi dire comme spécifique, et on assiste véritablement à une *restitutio ad integrum*; mais en général, l'amélioration ne persiste que tant que dure le traitement. Celui-ci, bien entendu, est impuissant à faire renaître l'organe absent.

L'idéal de la médication consisterait dans la *greffe thyroïdienne* ; mais nous avons vu que, jusqu'à présent, cette greffe n'a pu être complètement réalisée. Dans les essais qui ont été tentés on n'a obtenu en général que des transplantations suivies de résorption du tissu inséré. Il faut dire aussi que cette greffe est tout particulièrement difficile à obtenir sur les cachectiques strumiprives, chez lesquels le tissu cellulaire sous-cutané est infiltré et la vitalité générale considérablement ralentie. Le moyen de réussir sur eux la vraie greffe, durable et non résorbable, — ce qui, après tout, a été démontré possible chez les animaux par Cristiani, — consisterait à démyxœdémiser d'abord le sujet par l'ingestion *per os* de préparations thyroïdes, et, une fois ce résultat obtenu, à pratiquer la greffe, tout en continuant l'ingestion, s'il y a lieu, jusqu'à ce que la greffe soit définitivement consolidée. Peut-être aussi, ainsi que le dit Poncet, a-t-on plus de chance de voir réussir la greffe au cou que dans le péritoine, où elle a été toujours très vite résorbée. De pareilles tentatives n'ont pas encore été faites.

Jusqu'à nouvel ordre, c'est donc à l'alimentation thyroïdienne qu'on a recours dans les états myxœdémateux; mais, pour réussir, cette médication doit être entourée de certaines précautions.

D'abord, comme dans tous les cas où le traitement est employé, on ne doit procéder que par tâtonnements, au point de vue des doses.

On doit surveiller aussi certains phénomènes de la démyxœdémisation signalés par Pierre Marie. Celui-ci a remarqué en effet que, dans l'opothérapie du myxœdème, la dose est d'autant mieux supportée qu'il reste moins de substance myxœdémateuse dans l'organisme, et il rattache les phénomènes pénibles qu'éprouvent certains de ces malades, au début du traitement, à une démyxœdémisation trop active et trop rapide. Chez ces malades, ce n'est pas seulement l'état du cœur qu'il faut prendre en considération, mais encore

l'état des reins et du foie, souvent altérés dans l'athyroïdie
(Van der Ecke) et qui ne peuvent suffire à une démyxœdémisation trop brutale. Il semble que, dans ces cas, la résorption des infiltrats, qui s'opère rapidement, fasse entrer dans la
circulation des produits toxiques qui sont difficilement éli-
minés par suite des lésions rénales et hépatiques ; car ces accidents s'observent plus rarement, ou du moins sont très atténués, lorsqu'il s'agit de sujets non myxœdémateux.

On est tenté, en voyant les cachectiques strumiprives bour-
souflés, anémiques, incapables de se mouvoir, de les soumettre à un régime fortifiant dont la viande, les œufs, le bouillon, les consommés, les vins généreux et médicamenteux,
constituent la base. C'est là une grossière erreur. En adjoi-
gnant un pareil régime au traitement thyroïdien, on ne fait
que précipiter la cachexie strumiprive. On a observé — et
nous l'avons déjà dit — que, sur les chiens thyroïdectomisés,
les accidents sont plus rapidement mortels quand l'animal est
nourri à la viande et qu'ils sont considérablement retardés
quand le jeûne est absolu ou qu'on met en usage le régime
lacté exclusif (Breisacher). Maintes fois, Bourneville a fait
observer que, chez les enfants myxœdémateux, les parents ne
remarquent l'apparition de la cachexie qu'après le sevrage :
d'où il suit que l'alimentation lactée semble avoir pour effet
de ralentir ou d'ajourner les conséquences de l'absence de la
glande thyroïde. Le fait a été également noté par Lancereaux
et Raymond (1).

Breisacher et Besinowitsch (2) ont porté leur attention
d'une façon spéciale sur l'inconvénient de l'usage des bois-

---

(1) Raymond, Du myxœdème infantile et des autres formes du myxœdème. *Revue internat. de thérapeutique et de pharmacologie*, 16 fév. 1898,
n° 2.

(2) Besinowitsch, cité par Combe, *Revue méd. de la Suisse romande*,
1897, n° 6, p. 414.

sons alcooliques pendant le traitement. Buschan (1), ayant absorbé, dans un but d'expérimentation, de fortes doses d'une préparation thyroïdienne, fut frappé du peu d'importance des suites qui en résultèrent. Il attribua cette tolérance insolite à ce qu'il usait d'une alimentation presque exclusivement végétale, et à ce que, depuis assez longtemps, il s'abstenait de boissons alcooliques.

L'abaissement de la température chez les myœdémateux fournit aussi l'indication de tenir au chaud ces malades. Loin de conseiller des douches froides, on prescrira des bains, des enveloppements chauds, des boissons chaudes, qui seront un adjuvant précieux du traitement organothérapique.

Les malades doivent encore être mis au repos. La moindre fatigue peut en effet avoir des conséquences fâcheuses. Le surmenage est d'autant plus à craindre que le myxœdémateux, si engourdi et si affaissé d'habitude, sentant sous l'influence du traitement se réveiller son activité musculaire, a de la propension à en abuser. Il est à remarquer qu'en même temps que se réveille chez ces malades l'activité physique, il se produit une absence de sensation de fatigue et du sens musculaire, et, comme, chez eux, le cœur, qui est particulièrement à surveiller, peut être fâcheusement impressionné par le traitement thyroïdien, des phénomènes syncopaux sont à redouter. V. Robin (de Lyon) cite à ce propos l'exemple de deux enfants myxœdémateux, qui, dans le cours de la médication, moururent subitement. Ces deux enfants avaient une activité exagérée ; on les voyait toute la journée jouant et courant sans repos et sans fatigue, eux qui, avant le traitement, passaient le temps sur une chaise, presque immobiles (2).

A tous ces malades un traitement d'entretien est indispensable. Il doit être continué indéfiniment,— théoriquement du

(1) Buschan, *Deutsche med. Wochens*, 1895, n° 14, p. 736.
(2) Pitres, Médication thyroïdienne dans le Myxœdème. *Thèse Lyon*, 1895.

moins —, puisque ces malades n'ont pas de glande thyroïde. Si on les abandonne à eux-mêmes, après les premières grandes améliorations, ils retombent dans leur état primitif.

1° MYXŒDÈME POST-OPÉRATOIRE OU CACHEXIE STRUMIPRIVE

A l'époque où on a commencé à pratiquer la thyroïdectomie, on fut frappé par les accidents étranges et très graves que l'extirpation totale du goître entraîne chez les opérés. Ces accidents étaient de deux ordres : les uns chroniques, survenant 3 ou 4 mois après l'opération et répondant aux symptômes du myxœdème ; les autres, moins fréquents, ayant une marche plus aiguë par la rapidité de leur apparition et reproduisant les symptômes de la tétanie.

Cette cachexie strumiprive représente le myxœdème complet avec ses déformations morphologiques et ses troubles cérébraux : c'est, à proprement parler, le myxœdème thyroparathyroïdien.

Lorsque, plus tard, après les explications fournies par Reverdin sur la genèse et la nature de ces accidents, on eut renoncé à la thyroïdectomie totale pour ne pratiquer que la thyroïdectomie partielle et les énucléations intra-glandulaires, la cachexie strumiprive disparut en partie.

Elle peut pourtant se produire encore à la suite des thyroïdectomies partielles, quand une quantité suffisante de tissu thyroïdien sain n'a pas été laissée en place. Cette proportion suffisante et nécessaire de tissu glandulaire qui doit être conservée, estimée à un 1/4 par les uns, à un 1/3 par les autres, est difficile à évaluer aussi bien par l'expérimentateur que par le chirurgien. Celui-ci manque donc, quand il pratique la thyroïdectomie partielle, de données précises pour éviter la production de la cachexie post-opératoire.

La cachexie strumiprive, qui succède à la thyroïdectomie

totale, est immédiatement et sûrement améliorée par la médication thyroïdienne. Mais l'amélioration ne persiste qu'autant que dure le traitement et on est généralement obligé d'avoir recours indéfiniment à la ration d'entretien.

Il n'est pourtant pas impossible de voir une guérison définitive se produire; c'est lorsque des glandules accessoires aberrantes, venant à s'hypertrophier, peuvent suppléer la glande principale totalement extirpée. Reverdin, Billroth, Bottini, Shattok, Criselli, Bassini, Hoffart, Seldowitsch, etc., en ont vu des exemples. Dans ces cas, il peut arriver qu'une de ces glandules aberrantes se développe assez pour se présenter à l'état de petite tumeur à la région cervicale. Que cette petite tumeur soit alors enlevée, on voit se reproduire les symptômes de la cachexie strumiprive.

La cachexie, à la suite des excisions partielles, est naturellement moins grave que celle qui suit les extirpations totales : elle a été désignée par Reverdin sous le nom de myxœdème opératoire fruste ou atténué (1). Dans ce cas encore, la médication fait merveille et peut n'être que temporaire. Elle doit être continuée seulement jusqu'à ce que le tissu thyroïdien laissé en place, s'étant suffisamment hypertrophié, arrive à suffire à la sécrétion normale (Sulzer, Sonnenburg). Cette régénérescence du tissu thyroïdien, étudiée par Wagner, Horsley, Breisacher, Von Eiselsberg, Canalis, Neumeister, Ribbert, etc., se fait en général assez rapidement. Cependant, cette régénérescence bienfaisante, habituelle chez les jeunes sujets, fait défaut quelquefois et peut même être remplacée par un phénomène inverse, la régression atrophique, quand, par exemple, le fragment glandulaire restant est formé de tissu déjà dégénéré et partant inapte à se reproduire.

(1) Reverdin, Enucléation intra-glandulaire du goitre. *Semaine médicale*, 1887, p. 70.

Quant à la tétanie post-opératoire, elle ne s'est montrée que très imparfaitement justiciable du traitement thyroïdien, ce qui tendrait à démontrer que cet accident n'est peut-être pas nettement et exclusivement d'origine strumiprive, et pourrait bien résulter, comme l'ont prétendu à tort, pour tous les accidents de strumiprive, Munk et Debrowsky, d'une lésion centripète du système nesveux.

2º MYXŒDÈME SPONTANÉ DE L'ADULTE

Nous en avons tracé la symptomatologie et montré que, sous l'influence du traitement thyroïdien, il se produit véritablement une transformation du sujet.

Moins que dans le myxœdème post-opératoire, on a l'espoir de voir une amélioration définitive se produire. Les récidives sont inévitables et réclament chaque fois une nouvelle cure thyroïdienne. Il faut donc périodiquement instituer le traitement ordinaire jusqu'à disparition des manifestations myxœdémateuses.

Une fois ce résultat obtenu, on continue le traitement en réduisant l'ingestion de la substance thyroïde ou d'iodothyrine au strict nécessaire, c'est-à-dire à une dose plus ou moins forte toutes les semaines. C'est là ce qu'on appelle la ration d'entretien.

Certains malades, traités antérieurement et paraissant guéris, sont avertis que le traitement doit être repris par le retour de malaises ou de douleurs dans les jambes et d'un léger gonflement de la face.

Comme pour le myxœdème chirurgical, il existe un myxœdème fruste avec tous les symptômes atténués du myxœdème ordinaire. Ce type clinique, signalé par Brissaud et par Tibierge et dénommé par Hertoghe « hypothyroïdie bénigne chronique », n'est pas contestable (1). Il répond non pas à un anéantissement, mais à une insuffisance de la sécrétion thyroïdienne.

Dans ces cas de myxœdème incomplet, bénin, la médication est susceptible d'amener une amélioration persistante, soit que la lésion du corps thyroïde d'où dépend l'insuffisance sécrétoire se soit amendée elle-même, soit que cette miopragie sécrétoire, si elle est d'ordre nerveux ou dynamique, ait reçu une orientation nouvelle du fait du traitement thyroïdien.

Dans le myxœdème acquis de l'adulte, il est souvent utile d'associer à l'opothérapie un traitement ioduré, dans la prévision qu'une infection syphilitique thyroïdienne serait la cause du myxœdème. La syphilis, en effet, a été souvent signalée dans l'étiologie de la cachexie. Avant l'institution de la thyroïdothérapie, c'était du reste à l'iodure de potassium qu'on avait recours généralement pour combattre la maladie.

3° MYXŒDÈME INFANTILE, CONGÉNITAL, OU IDIOTIE MYXŒDÉMATEUSE.

A côté du myxœdème des adultes, il en existe une autre forme, propre aux enfants, variété congénitale le plus souvent, bien étudiée pour la première fois en 1880 par Bourneville, qui, depuis, en a complété la description par une série de publications. Cette forme, à laquelle Bourneville a donné le nom d'*idiotie myxœdémateuse* (myxœdème infantile, congénital, idiotie crétinoïde), ne diffère du myxœdème des adultes que par quelques points tenant aux circonstances de son développement dans le jeune âge : troubles plus prononcés des fonctions cérébrales, état de nanisme dû à un arrêt de développement de tout le corps.

« Un nain plus ou moins idiot », telle est la caractéristique essentielle du myxœdémateux infantile.

(1) Hertoghe, *Nouvelle Iconographie de la Salpêtrière*, 1899.

L'idiotie myxœdémateuse se distingue très nettement de toutes les autres formes d'idiotie et de crétinisme par les caractères suivants : l'absence complète de corps thyroïde, la persistance des fontanelles, la bouffissure de la face et des membres, l'existence de pseudo-lipomes dans le creux sus-axillaire, la forme de ventre de batracien, l'existence de hernies ombilicales et inguinales, le facies spécial, la lenteur des mouvements, la difficulté plus ou moins grande de la respiration, la douceur du caractère (1).

Jusqu'à ces dernières années, les victimes de cette variété d'idiotie étaient abandonnées à leur triste sort, dans l'impossibilité où on était de faire quoi que ce soit d'utile pour améliorer leur situation. Aujourd'hui, on est en possession d'un traitement qui opère de véritables miracles ; d'idiots qu'ils étaient ces myxœdémateux deviennent des êtres susceptibles d'une culture plus ou moins complète. Après être restés à l'état de nains jusqu'à un âge relativement avancé, ils se mettent à grandir ; la bouffissure disparaît de toutes les parties du corps ; les cheveux s'allongent, acquièrent de la

---

(1) Bourneville, Le Pacha de Bicêtre. *Progrès médical*, 1880, n° 35. — *Société médico-psychologique*. Concours Belhomme, 1885. Mémoire Bricon. — Bourneville et Bricon, Mémoire reposant sur 13 observations. *Archives de neurologie*, 1886, t. XII, p. 137, 192. — Bourneville, Mémoire avec 4 observations. *Archives de neurologie*, 1888, t. XVI, p. 31. — *Ibidem*, 1889, t. XVII, p. 85, 90, 479. — *Progrès médical*, 1890, n° 26 et n° 34. — *Association pour l'avanc. des sciences*. Paris, 1890. — *Progrès médical*, 1895, n°s 29 et 30. — *Société médicale des hôpitaux*, 17 janvier 1896. — *Progrès médical*, 1re série, pp. 145-163, 1897. — Article *Idiotie* du Traité de médecine et de thérapeutique de Brouardel et Gilbert, 1902, tome IX.

Voir encore : Raymond, Myxœdème infantile et aux autres formes de myxœdème. *Revue intern. de thérapeut. et de pharmacol.*, 18 janv. 1898. — Briquet (d'Armentières), Myxœdème infantile spontané. *Presse médicale*, 1899, p. 105. — Wolfstein, Myxœdème infantile. *Amer. journ. of the med. scienc.*, mars 1898. — Bierhoff, *Journ. of Amer. med. Ass.*, 19 nov. 1898. — Muratow, *Neurol. Centralbl.*, 15 oct. 1898. — Combe, Le myxœdème, 1897. Genève. — Thibierge, Le Myxœdème 1898, Paris. — Debove, *Presse médicale*, 1898, 4 mai. — Lanz, De l'emploi de l'iodothyrine dans la pratique infantile. *Therap. Wochens.*, 14 mars 1897. — Dobrowsky, même sujet. *Arch. f. Kinderheilk.*, XXI, 1, 3, 1896.

souplesse, peu à peu se dissipent les traces de cette torpeur qui enveloppait toutes les fonctions.

Il ne faut pas oublier que la thyroïdothérapie est particulièrement fréquente en accidents chez les enfants et mérite d'être attentivement surveillée. On commencera par de petites doses, soit un gramme de glande, ou plutôt par une quantité équivalente de liquide thyroïdien, car les enfants myxœdémateux avalent difficilement, et, en tous cas, beaucoup mieux les liquides. Comme ils sont, en général, très indociles, on a eu l'idée de leur administrer le suc thyroïdien en lavements : c'est une pratique qui sera commodément employée dans certains cas. On a aussi conseillé des frictions avec une pommade contenant soit de l'extrait thyroïdien, soit de l'iodothyrine (E. Blake).

Chez les enfants à la mamelle, on peut, à la rigueur, administrer la médication par la thyroïdisation maternelle. D'après Bang (1), le médicament thyroïdien s'éliminerait en grande partie par le lait. Mossé et Cathala (2) ont rapporté l'observation d'un nouveau-né atteint de goitre et d'athrepsie, chez lequel on vit les deux affections s'améliorer rapidement sous l'influence de traitement thyroïdien administré à la nourrice. Byrom Bramwel (3) a vu chez un nourrisson des accidents de thyroïdisme, agitation, vomissements, hyperidrose, toutes les fois qu'on administrait à la mère de l'extrait thyroïdien pour un goitre exophtalmique qu'elle avait contracté après son accouchement.

L'effet curateur se montre assez vite. Cependant, il ne faut pas s'attendre à d'aussi bons effets que dans le myxœdème des adultes, surtout au point de vue des modifications que subit l'intelligence. Cette différence s'explique : l'adulte, de-

(1) Bang, De l'élimination de la thyroïdine par le lait. *Berlin. klin. Wochensch.*, 27 décembre 1897.
(2) Mossé et Cathala, *Académie de médecine*, 12 avril 1898.
(3) Byrom Bramwell, *The Lancet*, 1899.

venu myxœdémateux, a joui de toutes ses facultés intellectuelles, qui n'ont jamais été développées chez le myxœdémateux infantile. Aussi, quoiqu'on fasse, celui-ci reste toujours avec un développement insuffisant au point de vue intellectuel. On obtient bien parfois une modification du caractère : à la torpeur habituelle succèdent des accès de colère, de l'excitation ; mais l'état vraiment intellectuel ne s'amende pas aussi notablement qu'on pourrait le croire.

Le myxœdème infantile est loin d'être rare, et ce qui nous fait croire que bien des cas passent inaperçus, faute d'être diagnostiqués, c'est que la plupart des médecins qui se sont occupés du mxyœdème, en ont publié plusieurs observations personnelles.

C'est ainsi que j'en puis donner moi-même deux cas inédits :

Un petit garçon, âgé de 10 ans à l'époque où je le vis, présentait toutes les apparences du myxœdème, paupières bouffies, face terreuse et tuméfiée, membres courts et énormes, marchant péniblement et ne demandant jamais à se lever, parlant et comprenant à peine, en un mot en arrêt complet de développement physique et intellectuel. Persistance de la fontanelle antérieure, absence de la thyroïde, hernie ombilicale.

Le traitement thyroïdien produisit un résultat rapide et vraiment remarquable. Cet enfant, dès la première semaine du traitement, manifesta des signes non équivoques de gaîté, lui qui d'habitude restait inoccupé et apathique. A l'étonnement de tout le monde, on le vit s'amuser avec des jouets. L'amélioration s'accentua les jours suivants, et sa physionomie se modifia de telle sorte que des personnes ne l'ayant pas vu depuis le commencement du traitement, ne purent le reconnaître. Je ne pus poursuivre le traitement que pendant deux mois, les parents de cet enfant ayant quitté le pays au cours du traitement.

Un autre enfant, une fillette âgée de 12 ans, présentait des signes plus accentués encore d'idiotie myxœdémateuse. A l'époque où je la vis pour la première fois, c'était un être monstrueux, masse de chair tassée sur une chaise basse. Le nez se dessinait à peine ; les joues et les lèvres enflées et pendantes, la langue sortie de la bouche. Sa taille était de 70 centimètres à peine ; les membres ridiculement gros et courts. Cette enfant n'avait jamais marché et jamais parlé.

La médication thyroïdienne, instituée pendant 25 jours, avait déjà donné de remarquables résultats (dégonflement de la face, rentrée de la langue dans la bouche), lorsque cette enfant succomba à une broncho-pneumonie grippale.

A d'autres enfants paraissant atteints de myxœdème fruste ou atténué, enfants à face bouffie, apathiques, courts et lourds, j'ai donné fréquemment des préparations thyroïdiennes, et j'ai toujours constaté d'heureux résultats immédiats, qui, pour être plus complets, auraient dû être continués plus longtemps que je n'ai pu le faire.

4° CRÉTINISME. — MYXŒDÈME ENDÉMIQUE.

Le crétin, dans son type le plus général, celui des Alpes et des Pyrénées par exemple, ressemble parfaitement au myxœdémateux, au point que Gull appelait le myxœdème *état crétinoïde*.

Le crétin peut être défini : corps trapu, ramassé, le plus souvent contrefait, membres grêles, disproportionnés ; jointures grosses ; pieds et mains courts, larges et épais ; tête grosse, mal conformée ; face large ; nez épaté, profondément enfoncé à sa racine ; narines grandement ouvertes ; yeux très écartés, dirigés obliquement en dedans ; paupières épaisses, chassieuses, à peine ouvertes ; pommettes saillantes ; bouche largement fendue ; lèvres grosses, charnues, renversées en dehors ; langue épaisse sortant de la bouche ; oreilles écartées de la tête ; peau de la face d'un jaune terreux, flasque, ridée ; physionomie sans expression ; air vieillot ; cou court, épais, avec ou sans goître ; intelligence paresseuse, obtuse, engourdie.

Les faits avaient établi depuis longtemps que, dans une même localité, il existe un rapport constant entre le développement du goître et la fréquence du crétinisme, et que souvent des goîtreux engendrent des crétins. « Le goître est le père du crétinisme », avait dit Fabre. L'existence du goître, chez le crétin, est du reste en raison inverse de l'intensité du crétinisme (Cerise, Baillarger), et ce fait important explique qu'un corps thyroïde, même à fonction compromise, vaut mieux que l'absence de l'organe.

Le crétinisme présente des formes et des degrés. On peut diviser les sujets qui en sont atteints en crétins, semi-crétins et crétineux (Wænzel), et il est démontré que ces variétés correspondent à l'insuffisance plus ou moins prononcée de la fonction thyroïdienne.

Qu'il y ait goître ou non, la cellule thyroïdienne est toujours lésée dans sa vitalité, chez le crétin.

La dégénérescence du corps thyroïde peut tenir à des causes variées dont beaucoup sont inconnues. Quand elle existe à l'état *endémique*, elle produit le crétin qu'engendre aussi le goîtreux endémique, tandis que le goîtreux *vulgaire* n'amène ni n'engendre le myxœdème, car chez celui-ci la cellule thyroïdienne n'est pas dégénérée.

La dégénérescence thyroïdienne, qui équivaut, suivant les cas, à la privation partielle ou totale de la fonction, peut être multiple par ses causes, mais elle est unique dans ses effets, à la condition, bien entendu, d'envisager ces effets dans leurs grandes lignes, car ici, comme en toutes choses, les nuances et les variétés tiennent à des conditions spéciales d'évolution.

Ainsi les divers types du crétinisme peuvent varier suivant les conditions où la maladie se produit. Comme l'a fait remarquer Wagner, la déchéance physique et intellectuelle est d'autant plus marquée que le crétinisme a fait son apparition à un âge moins avancé. C'est la même loi qui préside à l'évolution de la cachexie strumiprive, opératoire ou spontanée.

Au point de vue somatique, le crétinisme présente une forme atrophique, différant, ainsi que son nom l'indique, de la forme myxœdémateuse. Ce n'est là encore qu'une forme tenant à des conditions individuelles et d'espèce ; mais la lésion thyroïdienne en est toujours le substratum. Moussu (*loc. cit.*), pratiquant la thyroïdectomie sur de très jeunes animaux, a montré que, chez les porcelets par exemple, l'extirpation provoque toujours le crétinisme myxœdémateux, tandis que, chez le chevreau, la même opération amène le crétinisme à forme atrophique. Il conclut que l'extirpation thyroïdienne peut causer l'apparition soit du *crétinisme myxœdémateux*, lorsqu'il s'agit de certains sujets, soit, au contraire, celle du *crétinisme atrophique*, lorsqu'il s'agit d'autres sujets.

En résumé, le crétin endémique est véritablement un myxœdémateux athyroïde ou hypothyroïde.

Comment cet état endémique peut-il se produire ? Voici comment nous en comprenons la pathogénie :

L'iodothyrine doit ses caractères spéciaux à l'iode qu'elle contient, et cet iode doit forcément venir de l'extérieur, être puisé dans l'alimentation.

Il est prouvé, en effet, que le principe actif de la glande thyroïde n'est pas primitivement iodé ; les résultats comparés des analyses du corps thyroïde, avant et après la naissance, établissent que la glande fixe l'iode apporté par les aliments. Chez le fœtus, il n'y a trace d'iode nulle part dans l'organisme (Mirva et Stolnzer).

L'appareil thyroïde remplirait l'office d'un merveilleux accumulateur à l'égard de l'iode, qui, d'après les recherches de Gley, ne se retrouve qu'en très minime quantité dans les autres tissus (rate, capsules surrénales, foie), et encore ne semble pas y être fixé, mais simplement déposé par le sang, puisque des lavages prolongés de ces organes en font disparaître la trace (1).

D'autre part, l'iode, quoique étant très répandu dans la nature, n'existe généralement qu'à l'état de traces dans tous les milieux, abstraction faite de l'eau de mer.

L'iode, qui est accumulé ainsi dans le corps thyroïde, devient un élément nécessaire au bon fonctionnement de la glande. De sorte que, pour que le corps thyroïde fonctionne normalement, pour que sa sécrétion ait une composition utile, il faut que la provision d'iode nécessaire ne lui fasse pas défaut.

C'est donc la vieille théorie de Chatin qui renaîtrait : l'absence d'iode dans certains milieux donnant naissance au goitre endémique.

Au premier abord, pourtant, il semble que les termes du problème sont les mêmes qu'autrefois, et que les objections qui ont rendu jadis la solution du problème incomplète n'ont pas cessé d'exister. L'analyse chimique a démontré, en effet, et démontre encore, qu'il n'existe aucun rapport constant entre l'apparition du goitre et l'existence en plus ou moins grande quantité de l'iode dans le milieu endémique.

---

(1) Gley, *Soc. de biol.*, 21 mai 1898. — Dreschel, De l'existence de l'iode dans l'organisme humain. Centralbl. f. Physiol., IX, 24, 1896. — Schürmayer, Sur la présence de l'iode dans l'organisme humain. *Allg. med. centr. Zeit.*, 10 et 13 juin 1896.

Autrefois, dans ces sortes d'investigations, le chimiste recherchait l'iode ou ses composés minéraux dans le sol et dans les eaux. Aujourd'hui, le champ des recherches n'est plus tout à fait le même. On admet que la substance iodée, celle qui est emmagasinable et utilisable par le corps thyroïde, n'est ni l'iode ordinaire ni ses composés minéraux, et que ce n'est ni dans le sol ni dans les eaux qu'on peut la trouver.

Il est à supposer, comme le dit Hugounenq (1), que l'iode, pour être utilisé par la thyroïde, doit avoir subi au préalable des transformations dans la cellule végétale ou animale, et devenir un composé organo-iodé qui ne se trouve ni dans le sol ni dans l'eau et dont la chimie actuelle ne connaît encore qu'imparfaitement les moyens d'analyse.

C'est en effet dans ces derniers temps seulement que l'attention s'est portée sur ce point. Baumann a pu extraire des éponges ordinaires une substance organique iodée, très voisine de l'iodothyrine, quoiqu'en différant pourtant, puisqu'elle est assez soluble dans l'eau. Dreschel a également extrait de la *gorgonia coralinii* un corps organique iodé, auquel il a donné le nom de *gorgonine*, et qui posséderait, paraît-il, les mêmes propriétés que l'iodothyrine (2).

Sur ces données nouvelles, différentes de celles où s'exerçait autrefois une chimie simple et vulgaire, étrangère aux phénomènes de la vie, le problème de Chatin peut être posé à nouveau.

Ce qui est acquis depuis longtemps dans la production du goitre endémique, c'est que l'influence néfaste du milieu s'étend non seulement aux hommes mais aux animaux ; — c'est que les personnes qui, n'étant pas nées dans les pays à goitre, viennent à les habiter, y contractent la maladie ; — c'est

---

(1) Hugounenq, La thyroïdine et le goitre. *Lyon médical*, 4 oct. 1890, p. 172.
(2) Dreschel, *Zeitsch. f. Biol.*, XXXIII, 1, p. 8.

que les goitreux, en s'éloignant de ces contrées, voient souvent leur maladie rétrocéder et guérir ; — c'est qu'enfin, dans ces pays, bien avant que Coindet eût introduit l'iode dans la thérapeutique, des substances organiques étaient employées avec grand succès contre le goitre, telles que l'éponge brûlée, le chêne marin, l'éthiops végétal, l'huile de foie de morue, etc.

Ce qui a été acquis dans ces dernières années, ce sont les succès, autrement remarquables qu'avec l'iode et les iodures, obtenus dans le traitement du goitre endémique et du crétinisme par le suc thyroïdien, et en particulier par l'iodothyrine ; — c'est que, dans un corps thyroïde goitreux, cette iodothyrine est beaucoup moins abondante que dans un corps thyroïde sain, exception faite pour certains goitres colloïdes qui seraient riches en iode (Oswald) ; — c'est que la quantité d'iode contenue dans les glandes thyroïdes des animaux varie suivant la provenance et chez l'homme suivant le pays qu'il habite, les glandes étant du reste d'autant plus riches en iode qu'elles sont moins volumineuses ; — c'est que la proportion d'iodothyrine est susceptible de s'accroître, lorsque le sujet est soumis à un traitement iodé, même externe, ou qu'il fait usage d'aliments renfermant de l'iode, comme les poissons de mer (Baumann et Roos).

Tous ces faits forment un faisceau solide servant d'appui à l'ancienne théorie qui fait dériver le goitre endémique du défaut d'iode ; les connaissances nouvellement acquises sur les propriétés de la glande thyroïde n'ont fait que confirmer et rajeunir les premières données.

La glande thyroïde, privée de la substance iodée qui constitue la partie essentielle de la sécrétion, et par conséquent fonctionnant pour ainsi dire à vide, est vouée à la dégénérescence depuis le degré le moins grave jusqu'à l'atrophie complète ; car, d'après les lois de la physiologie pathologique, on ne peut concevoir une glande dont, la sécrétion se supprimant, le tissu resterait intact.

Avec la dégénérescence de la thyroïde s'explique le crétinisme dans toutes ses formes.

Le crétin goîtreux, — le moins déchu, — est celui qui, né avec une glande thyroïde saine, n'a pu trouver dans le milieu où il est placé les éléments iodés pour une sécrétion thyroïdienne suffisante, et a vu de ce fait sa glande dégénérer. Ce crétin-là ne présente souvent les premiers symptômes de la maladie que vers deux ou trois ans, parce que, jusqu'à cet âge, il a vécu avec le fonds acquis d'une glande thyroïde suffisamment saine. Ces symptômes, pendant longtemps stationnaires, s'aggravent au moment de la puberté, parce que, à cette époque, par suite des rapports qui unissent les organes génitaux à la glande thyroïde, celle-ci doit fournir une sécrétion plus active et qu'elle succombe à cette surcharge fonctionnelle.

A un degré plus grave du crétinisme, se trouve celui qui, issu de parents goîtreux, est venu au monde avec un corps thyroïde déjà dégénéré dès le sein de sa mère, probablement parce que celle-ci, ayant pour son propre compte une thyroïde insuffisante, n'a pu faire la dépense des matériaux nécessaires à la constitution normale d'une glande pour son fœtus. C'est de cette source que descend le plus souvent le crétin athyroïde, le crétin à cou de girafe, comme l'appelle Poncet, crétin plus dégradé que le crétin goîtreux, car mieux vaut un corps thyroïde dégénéré que l'absence de thyroïde.

Ces considérations, que nous avons peut-être développées un peu longuement, démontrent qu'au point de vue de l'opothérapie thyroïdienne les crétins sont sur le même rang que les myxœdémateux. Les résultats qu'on peut obtenir sont aussi merveilleux pour les premiers que pour les seconds.

Il y a donc lieu de s'étonner que la thyroïdothérapie, si incontestablement efficace dans le crétinisme et le goître endémique ne soit pas plus répandue en France où existent pourtant encore de nombreux foyers de ces affections. Il ne semble pas en effet que les médecins qui exercent dans ces régions d'endémie s'emploient à mettre en pratique ce précieux moyen qui leur permettrait d'améliorer l'état de dégradation lamentable où vivent des colonies entières de crétins.

A part quelques rares tentatives isolées, et qui ont toutes donné, du reste, d'excellents résultats, la littérature médicale est jusque là très pauvre sur ce sujet. On peut pourtant mesurer l'importance de cette question par ce fait que le nombre des crétins endémiques est estimé à plusieurs centaines de mille.

Il y a là une question d'hygiène publique qui devrait bien attirer l'attention (1).

(1) BIBLIOGRAPHIE. — Voici les principales indications bibliographiques concernant le traitement du myxœdème et des états crétinoïdes par l'alimentation thyroïdienne :
Howitz, *Semaine médicale*, 8 février 1893. — Laache (de Christiania), *Deut. med. Wochens.*, 16 mars 1893. — John Henry, *Brit. med. Journ.*, 8 avril 1893. — Leichtenstern (O.), *Deut. med Wochens.*, 7, 14, 21 décembre 1893. — Wallis, Paterson, Hellier, *The Lancet*, 4 nov. 1893. — Carmichaël, *Journal de Clinique et de Thérap. infantiles*, 1893. — Rhen, *Neurol. Centralblatt*, 1893, n° 11, p. 255. — Vermehren, *Deut. med. Wochens.*, 1893, n° 11, p. 255. — R. Wichmann, *Ibidem*, n° 11, p. 259. — Buys, *Journ. de méd., de chir. et de pharm.*, 1893, n° 25, p. 405. — W. Gelman Thompson, *Medical Record*, 1893, p. 174. — Ethel Brown, *Ibidem*, p. 142. — Careswell Baber, *Soc. laryng. de Londres et Revue de laryng.*, 1893, n° 19. — Clifford Beale, *Ibidem*. — P. Marie et Guerlain, *Soc. méd. des hôp.*, 19 février 1894. — W. Pasteur, *Revue méd. de la Suisse romande*, janv. 1894, pp. 35-50. — Mendel, *Deutsche med. Zeitung*, 1894, n° 58, p. 646. — X. Arnozan, *Journ. de méd. de Bordeaux*, 2 sept. 1894. — Von Eiselsberg, Tillemans, *Cong. de la Soc. all. de chirurgie*, Berlin, 1894. — Shapland, *Brit. med. journ.*, avril 1883. — Bramwell, *Ibidem*, 6 janv. 1894. — Brissaud et Souques, *Soc. méd. des hôp.* et Congrès de Clermont-Ferrand, 10 août 1894. — Kinnicut, *Med. Record*, 7 oct. 1893, p. 449. — Sonnenburg, *Cong. de la Soc. all. de chir.* Berlin, 1894. — Gersct (R.), *Deut. Zeitsch. f. Chir.*, XXXIX, 5-6, 1894. — J. Voisin, *Soc. méd. des hôp.*, 16 mars 1894. — G. Auson, *The Lancet*, 28 avril 1894. — Cary, *American Journ. of the med. Sc.*, mai 1894. — Gaide, Traitement thyroïdien du crétinisme, *Thèse de Bordeaux*, 1894. — Palleske, *Deut. med. Wochens.*, 14 février 1895. — Ric, *Club médical de Vienne*, 13 juin 1895. — Netter, *Soc. de Biol.*, 30 nov. 95. — Pitres, *Thèse de Lyon*, 1895. — Faure, *Gaz. des hôp.*, 8 août 1895. — Balzer,

Soc. franç. de dermat. et de syph., 19 avril 95. — Marie et Joly, Soc. méd des hôp., 27 nov. 1896. —Bourneville, Progrès médical,1896, p. 88. Ibidem, 1897, 6 et 13 mars. — Kassowitz, Hock, Soc. imp.-roy. de Vienne, 1896. — Kagembeck, Gazette de Botkine, n° 3, 1897; Médecine moderne, 1897, p. 279. — Forster, Deut. med. Wochens., 18 et 25 mars 1897. — D'Andréa et Pierracine, La settimana med., 3 juillet 1897. — Hoffmann, Münch. med. Wochens., 1897, n° 11, p. 218.— Briquet (d'Armentières), Presse médicale, nov. 1897. — H. Koplik, New-York med., Journ., 4 sept. 1897. — T. Hirtz, Revue générale de clinique et de thérap., 23 avril 1898. — Saguon, Lyon médical, 29 mai 1898, p. 154. — Landouzy, Presse médicale, 2 avril 1898. — Korsakow, Jahrb. f. Kinderheilk., 1897, vol. XLV, p. 271. — Drake Brockman, The Lancet, 2 oct. 1897. — Anderson, Ibidem. — Woodman, Medical Record, 31 oct. 1896. — Lanz, Therap. Wochens., 14 mars 1897. — Masetti, Revis. sperim. di frenatria e di med. leg., XXI, 2-3, 1895. — Levy-Dron, Therap. Monatsch., fév. 1896.

Duquesnoy, Thèse de Lille, 1897. — Debove, Presse médicale, 4 mai 1898. — Jaffé et Saenger, Soc. méd. d'Hambourg, 2 juin 1898. — Wormser, Thèse de Berne. 1892. -- Popoff, Bolnisch. gaz. Botkina, 1899, n°s 1, 2, 3. — Löwy, Ungar. med. Presse, 7 fév. 1897. — Marfan, Myxœdème congénital, Bull. méd., 1900, p. 401. Thyroïdite rhumatismale avec myxœdème et vitiligo, Ibidem. — Castagnol, Etude historique et bibliog. de la méd. thyroïdienne. Thèse de Paris, 1896. — Epelbaum, Thèse de Paris, 1895. — Gauthier (Ch.), Thèse de Lyon, 1899, n° 52. — Breard, Thèse de Paris, 1899. — Debove, Journal de médecine et de chirurgie pratiques, 1901, p. 176. — Thibierge, Le myxœdème, in-8, p. 32, 1898. — Desbarres, Thèse de Paris, 1899. — Vires (de Montpellier), Leçons de clinique médicale, 1901. — Chapman, The Lancet, 30 sept. 1899. — De Dominicis, Gaz. internaz. di med. pratica, 28 février 1900. — Faisans, Pseudomyxœdème syphilitique. Société médicale des hôpitaux, 10 mai 1901. — Dalché, Pseudomyxœdème et dystrophie orchidienne. Société médicale des hôpitaux, 7 juin 1901. — Cammandeur, Soc. des sciences méd. de Lyon, 5 février 1902. — Muller, Hypothyroïdie et myxidiotie, Wien. med. Wochens., 1er et 8 mars 1902.

CHAPITRE II

THYROIDOTHÉRAPIE DIRECTE (*suite*).

Sommaire. — Goitre ordinaire sporadique. — Goitre exophtalmique.

Dans l'opothérapie thyroïdienne directe sont comprises encore les affections chroniques du corps thyroïde amenant un amoindrissement ou une altération de la sécrétion, c'est-à-dire : 1° tous les goitres ordinaires; 2° le goitre exophtalmique.

1° GOITRE ORDINAIRE SPORADIQUE

La pathogénie du goitre sporadique donne lieu à des considérations un peu différentes de celles que nous avons exposées plus haut à propos du goitre endémique.

Virchow (1) a démontré qu'étant donné un goitre avec ses lésions multiples et variées, on peut toujours reconstituer les diverses phases qu'il possède en dernier lieu, et que, malgré l'apparente complexité de ses formes, tout goitre peut être ramené à un type primitif. Ce goitre, étalon primitif d'où dérivent toutes les variétés, c'est le goitre folliculaire ou hyperplasique, c'est-à-dire celui qui offre les caractères d'une simple multiplication des follicules normaux de la glande. Tout goitre débute donc par cette modification hypertrophique du tissu glandulaire, et ce n'est qu'après une série

---

(1) Virchow, Traité des tumeurs, t. III, pp. 200-210.

de dégénérescences consécutives que se constituent les goîtres fibreux, vasculaires, colloïdes, kystiques et osseux.

Cette forme hyperplasique est celle du goître qui se développe de préférence chez les jeunes sujets et chez les femmes, où il constitue le « gros cou » et où il se trouve très souvent en rapport avec des modifications du côté des organes génitaux.

Cette augmentation de volume du corps thyroïde est l'indice, comme du reste l'hypertrophie d'un grand nombre d'autres organes, d'une suractivité fonctionnelle.

En maintes occurrences, quand on voit la thyroïde grossir, on peut expliquer ce phénomène par la nécessité où se trouve la glande de fournir à l'organisme une quantité plus grande de liquide thyroïdien.

Il ne faut pas oublier que le corps thyroïde est un organe principalement utile dans les premières années de la vie; que, s'atrophiant chez le vieillard, il est, pendant sa période d'activité, en rapport immédiat avec les phénomènes évolutifs de la croissance et de la puberté; que son action, prépondérante sur les échanges nutritifs, — lesquels sont si intenses dans la période du développement organique, — lui crée un rôle fonctionnel qui paraît hors de proportion avec son petit volume et sa place modeste dans l'économie.

Le mouvement des échanges nutritifs est forcément irrégulier pendant les poussées de la croissance, et surtout chez la femme, où les phénomènes périodiques de l'ovulation et de la menstruation, l'évolution des grossesses, la parturition, la lactation et enfin la ménopause amènent de si profondes modifications dans l'organisme.

Dans ces diverses circonstances, la glande est tenue de répondre aux besoins de l'organisme en liquide thyroïdien, et, comme les demandes sont souvent supérieures à la production normale, elle est dans l'obligation d'exagérer son débit.

L'hyperplasie de la thyroïde sera d'autant plus nécessaire et imminente que la glande sera elle-même dans un état d'infériorité organique, quand, par exemple, comme chez les jeunes femmes chlorotiques et anémiques, elle ne reçoit, pour entretenir sa sécrétion, qu'un sang appauvri.

Une preuve que les choses doivent se passer comme nous venons de le dire, c'est l'action efficace que l'ingestion du liquide thyroïdien exerce sur le goître, quand celui-ci est récent et qu'il existe chez des personnes jeunes, surtout chez celles dont la croissance n'est pas encore terminée. Par l'introduction artificielle de ce liquide, on supplée dans une certaine mesure à la sécrétion de la glande, et celle-ci, n'étant plus obligée de fonctionner d'une façon exagérée, tend à revenir à son volume normal.

L'hypertrophie goîtreuse, telle que nous venons de la présenter dans sa pathogénie, est donc l'indice d'une sécrétion insuffisante de la glande thyroïde, d'une hypothyroïdation. C'est l'opinion de Kocher qui considère que le goître au début est la première manifestation de la cachexie strumiprive et la première étape vers le crétinisme. Cela résulte aussi des recherches de Baumann, qui a montré que, dans le goître, la teneur en iode est au-dessous de la normale.

Les expériences de Ballet et Enriquez sur des chiens soumis à l'hyperthyroïdisation, loin de contredire ces conclusions, les corroborent au contraire. Ces chiens, auxquels on injecte de fortes doses de liquide thyroïdien, présentent en effet des phénomènes d'hypertrophie inflammatoire du côté du corps thyroïde, qui, à la longue, aboutissent à l'atrophie de l'organe. S'il est vrai que, dans un corps thyroïde devenant goîtreux parce qu'il y a insuffisance de sécrétion, l'introduction artificielle du liquide thyroïdien doit amener la régression de la tumeur, inversement, dans une glande saine et fonctionnant normalement, ce même liquide, injecté à très hautes doses et ne trouvant pas son utilisation, doit développer de l'irritation avec hypertrophie et consécutivement de la sclérose glandulaire ; car, quoique, à notre avis, le suc thyroïdien ne soit pas toxique qualitativement, son excès peut être altérant, comme tout médicament donné à haute dose, comme l'iodure de potassium peut produire des atrophies, quand il est donné sans mesure et sans indications.

L'efficacité de l'ingestion de la substance thyroïdienne était à peine reconnue que cette médication était aussitôt appliquée au traitement des goitres.

Après Sunderland, Rheinhold et Emminghaus, un grand nombre d'auteurs en signalèrent les heureux effets (Bruns, Kocher, Knopfelmacher, Augerer, Stabel, Marie, Séné, Branthomme, Lichtwitz et Sabrazès, etc.).

Tous furent d'accord pour reconnaître que, si les goitres anciens, devenus fibreux, kystiques ou colloïdes, sont réfractaires à cette médication, comme à tous les moyens ordinaires du reste, il n'en est pas de même des goitres hyperplasiques.

D'après Bruns, qui, à lui seul, possédait, en 1896, 350 observations de goitres parenchymateux simples traités par les diverses préparations thyroïdiennes, pour qu'un goitre de cette nature soit heureusement influencé par le traitement il doit présenter les trois conditions suivantes : 1° goitre de volume modéré; 2° d'origine récente; 3° chez un sujet jeune.

Pour Abadie, la médication thyroïdienne agit surtout dans les cas où le goitre est dû à une hypertrophie du tissu conjonctif, laquelle s'accompagne souvent d'une atrophie du tissu glandulaire (1).

(1) Abadie, *Soc. de méd. de Paris*, 9 oct. 1899.

Jaboulay, dans certains cas d'hypertrophie diffuse de la thyroïde avec noyaux énucléables, a allié ingénieusement le traitement thyroïdien à l'intervention opératoire. Aux lieu et place des noyaux extirpés, il a déposé une parcelle de corps thyroïde d'agneau : cette greffe, en se résorbant suivant les lois qui régissent l'hétérogreffe, a amené en huit jours une rétrocession complète des lobes hypertrophiés.

Lorsque, à la suite de la découverte de Baumann, on sut que la substance thyroïde devait son action à l'iodothyrine, principe iodé, la première application de ce principe nouvellement isolé fut le traitement des goitres pour lesquels l'iode était déjà presque un spécifique.

L'iodothyrine fut d'abord essayée à Fribourg dans le service de Kraske, dont le chef de clinique Roos publia une vingtaine d'observations (1). Deux milligrammes d'iodothyrine incorporés dans un gramme de sucre de lait, ont été administrés *pro die*. Après deux jours, en moyenne, on observe dans tous les cas des effets très marqués. La mensuration du cou accuse 2 et 3 centimètres de diminution : plus de suffocation ; l'état général s'améliore ; suivant plusieurs observations, le goitre disparait d'une façon complète. Comme avec la substance thyroïdienne, on assiste à une guérison qu'on peut croire définitive, car plusieurs malades traités à l'iodothyrine ont été suivis pendant longtemps sans présenter de récidive.

Depuis, ces faits ont été confirmés à Berlin, à Munich, à Aix-la-Chapelle, à Paris, à Lyon, par Ewald, Trüpel, Grawitz, Hennig, Magnus-Lévy, Marie et Joly, Poncet, Briau, Critchmaroff, etc.

De même que c'est dans le goitre endémique, si souvent accompagné de crétinisme, que l'iode s'est montré le plus ef-

(1) Roos, *Zeitsch. f. Physiol.*, trois derniers numéros de 1896 ; *Deutsch. med. Wochen.*, juillet, août, sept. 1896.

ficace, de même la médication thyroïdienne a donné ses plus beaux résultats dans le goître endémique accompagné ou non de crétinisme. On sait, du reste, les rapports du crétinisme et du myxœdème. Il n'est donc pas paradoxal que le même traitement agisse à la fois et dans le myxœdème, qui est la manifestation clinique de la disparition totale du corps thyroïde, et dans le goître, qui consiste dans l'augmentation de volume de ce même organe, car nous avons dit que cette hypertrophie goîtreuse répond plutôt à une atrophie fonctionnelle, le goître pouvant être considéré comme la première étape vers l'état crétinoïde (Kocher).

C'est bien en effet par son iode qu'agit dans le goître le suc thyroïdien. C'est l'opinion de Kocher dont la compétence est si grande dans ces questions. Après avoir constaté les bons effets du traitement thyroïdien dans le goître vulgaire, cet auteur déclare que, à apprécier la façon dont opère ce traitement, il semble que les phénomènes par lesquels passe le goître pendant cette médication se rapportent en tout point à ce qu'a écrit Coindet, il y a trois quarts de siècle, sur l'action de l'iode; de sorte que, à son avis, le liquide thyroïdien produit des résultats analogues à ceux que l'on obtient par l'iode.

Quand Kocher portait cette appréciation, Baumann n'avait pas encore isolé l'iodothyrine. Aujourd'hui, après cette découverte, il serait plus juste de dire, en renversant les termes de la proposition, que l'iode agit à la façon de l'iodothyrine; car, par les effets de la médication thyroïdienne, se trouve dévoilée l'action anti-goîtreuse de l'iode, si anciennement connue et jusque-là incomplètement expliquée. Si l'iode agit contre le goître, c'est qu'il supplée à l'insuffisance de la thyroïde en lui fournissant l'élément fondamental de sa sécrétion.

Que le liquide thyroïdien agisse d'une façon similaire à celle de l'iode, nous n'y contredisons pas, mais il nous paraît certain qu'il agit d'une façon plus active. Bouchereau a eu l'idée de comparer les résultats de la médication thyroïdienne à ceux que fournit l'emploi de l'iode ; sa conclusion est que, dans les goîtres récents, hyperplasiques, la thyroïdothérapie donne des résultats plus rapides et plus sûrs que le traitement ancien par l'iode.

Dans le liquide thyroïdien, l'association de l'iode à une substance organique rend certainement l'action de l'iode plus énergique. Pour que cet iode, qui se trouve en aussi faible proportion dans le corps thyroïde, agisse aussi efficacement, il faut qu'il acquiert, par son passage dans l'organisme animal et sa combinaison avec les albuminoïdes, des propriétés toutes spéciales. Son action est exaltée, centuplée, parce qu'elle n'est plus celle d'un corps minéral proprement dit, mais celle d'une substance organique : c'est l'*iode physiologique*. Ce n'est pas un fait rare, en effet, dans la matière médicale, de voir deux corps devant leurs propriétés curatives à une même substance avoir des propriétés différentes d'intensité suivant leur association chimique. Il en est certainement ainsi de l'iode et de la matière thyroïde (1).

Souvent aussi, paraît-il, il y aurait avantage à associer les deux médicaments, et Halipré (de Rouen) déclare avoir retiré les meilleurs effets du traitement mixte iodo-thyroïdien. Villars (de Verdun) a cité une observation suggestive à ce sujet. Chez une femme atteinte de goître qui avait mal supporté d'abord le traitement iodé, le liquide thyroïdien fut administré pendant 20 jours, puis la médication iodée fut reprise et cette fois-là continuée avec plein succès, comme si le traitement thyroïdien avait donné le branle à la régression du goître que l'iode seul avait été impuissant à produire, mais qu'il avait pu achever, une fois la première impulsion donnée.

(1) Briquet, La thyroïdothérapie et les traitements iodé et ioduré. *Presse méd.*, 8 février 1902.

Les chirurgiens lyonnais qui, plus que d'autres chirurgiens en France, ont l'occasion de traiter des goîtres, ne sont pas, en général, favorables à la médication thyroïdienne (1). Poncet ne croit pas qu'elle soit utile dans les goîtres, pas plus du reste que la médication iodée. Cette défaveur dans laquelle ces chirurgiens tiennent la médication a sa raison d'être assurément quand il s'agit de goîtres autres que les goîtres hyperplasiques.

Mais en est-il de même quand il s'agit de ceux-ci?

Personnellement, j'ai traité beaucoup de goîtres par le liquide thyroïdien et il ne m'a pas paru douteux que, dans les petits goîtres charnus des personnes jeunes, on obtient le plus souvent des résultats vraiment surprenants.

Ces goîtres de jeunes personnes sont modifiés rapidement par le traitement, et tel goître contre lequel l'iode administré *intus et extra* avait été inefficace, disparaît comme par enchantement quand on emploie le liquide thyroïdien. Souvent, il est vrai, la tumeur qui avait rétrocédé recommence à reparaître 4 ou 5 semaines après la cessation du traitement; on en est quitte pour recommencer, et, en général, on arrive à une disparition, ou tout au moins à une diminution définitive.

C'est en particulier dans le *goître suffocant*, qui est souvent un petit goître parenchymateux, et par conséquent justiciable de la médication, que celle-ci donne les résultats les plus utiles. J'ai vu, dans trois cas, des malades atteints de goître suffocant, ayant du cornage, pris de crises de suffocation alarmante au moindre mouvement, et pour lesquels une intervention chirurgicale pouvait être indiquée, être rapidement et complètement soulagés par la médication. Il n'est pas douteux que, dans ces cas, la thyroïdothérapie est

(1) La valeur de la médication thyroïdienne dans le goître. *Société de médecine de Lyon*, 3 février 1896.

un moyen qui ne doit pas être négligé et doit être mis en œuvre plutôt qu'une intervention chirurgicale d'urgence.

Je n'ai pas vu que l'iodothyrine fût plus efficace dans le goître que la glande en nature, mais son prix, actuellement encore très élevé, doit lui faire préférer, dans bien des cas, la substance thyroïde, qu'il est possible de se procurer à bon marché.

Comme, dans le traitement du goître, il y a lieu bien souvent de donner des doses intenses et assez longtemps continuées, il est utile d'associer au suc thyroïdien une petite dose d'arsenic, sous forme de liqueur de Fowler (8 à 10 gouttes par jour). De la sorte, on préviendrait, selon les indications de Mabille, non seulement les accidents de thyroïdisme, mais encore on compléterait l'action de la substance thyroïde, quand on emploie l'iodothyrine, laquelle ne contient pas d'arsenic (1).

Un inconvénient de la médication thyroïdienne, particulier au traitement du goître, est la transformation du goître sim-

(1) Bruns (de Tubingue), *Sem. méd.*, 1894, p. 468. *Ibidem*, 1895, p. 425. *Beitraege z. klin. Chir.*, XIII, 1. — Kocher, *Corresp. Blatt f. schweitzer Aertze*, 1er janv. 1895. *Sem. méd.*, 1895, p. 58. — Knöpfelmacher, *Wien. klin. Wochens.*, 10 oct. 1895. — Augerer, *Münch. med. Wochens.*, 22 janv. 1896. — Stabel, *Soc. méd. de Berlin*, 22 janv. 1896. — P. Marie, *Soc. méd. des hôp.*, 8 nov. 1895. — Séné (de Pauillac), *Journ. de méd. et de chir. pratiques*, 25 mai 1895. — Branthomme (de Noailles), *France médicale*, 1896. — Peugniez (d'Amiens), *Gaz. méd. de Picardie*, mai 1896. — Lichtwitz et Sabrazès, *Bul. méd.*, 1897, p. 94. — Sabrazès et Cabannes, *Gazette hebd.*, 1896. — Bucalossi, *Settimana med. dello sperim.*, 18 juillet 1896. — Serafine, *Medicensk. Obosr.*, n° 5, 1897. — Briau, *Lyon médical*, 26 sept. 1897. — Critchmaroff, *Thèse de Lyon*, 1897. — Hanszel, Traitement de 200 cas. *Wien. klin. Wochens.*, n° 26, 1897. — Berger, *Journ. de méd. et de chir. pratiques*, 1898, p. 496. — Morello, *Revista Veneta*, 15 mars 1898. — Rembach, Ingestion du thymus dans le goître, *Mittheil. aus de greuzgebeiten der med. u. chir.*, 1, 2, 1896. — Bouchereau, *Centre médical*, 1er nov. 1896. — Halipré, *Normandie médicale*, 15 déc. 1897. — Villars (de Verdun), Congrès de méd. tenu à Nancy, août 1896. — Rivière (de Lyon), *Médecine moderne*, 23 janv. 1901. — Ferrier, Médication thyroïdienne dans le goître épidémique, *Société méd. des hôpitaux*, 13 décembre 1901.

ple en goître exophtalmique, en un mot la basedowification du goître.

J'ai dit, dès 1885, — dans un mémoire à l'Académie de médecine où, *le premier* (avant Mobius), je faisais l'exposition de la théorie thyroïdienne du goître exophtalmique, — que dans le goître vulgaire existent des troubles du chimisme de la glande pouvant déterminer, à un moment donné, les symptômes de la maladie de Basedow. Ces goîtres qui se basedowifient sont d'observation fréquente, et cette particularité a été nettement mise en relief depuis (Maude, Brissaud, Broca, Lamy, Joffroy, Marie, etc.). Du reste, en dehors de toute manifestation basedowienne proprement dite, les goîtreux sont souvent sujets à des accélérations du pouls et aux palpitations (Vette), et on connaît, depuis que Rilliet a signalé la présence de l'iodisme constitutionnel dans le traitement du goître, leur susceptibilité à l'égard de cette substance. D'après cet auteur, quelques centigrammes d'iode administrés à l'intérieur ou même en frictions à des goîtreux, un simple séjour sur les bords de la mer, suffisent pour produire de la boulimie, des troubles nerveux divers et surtout une tachycardie violente et permanente. Ces prétendus phénomènes d'intoxication iodique à très petites doses avaient été déjà justement interprétés par Trousseau comme des cas de goître exophtalmique latent que l'administration de l'iode rendait plus manifestes.

La présence d'un goître comporte donc chez certains sujets une sorte de thyroïdisme latent. Ce sont, pour ainsi dire, des **déséquilibrés** de la Thyroïde. Il convient, par conséquent, de réunir par un lien commun, ainsi que l'a fait remarquer Jaunin, les termes suivant de la même série : iodisme-thyroïdisme, thyroïdisme-maladie de Basedow, iodisme-maladie de Basedow (1).

(1) G. Gauthier (de Charolles), De la cachexie thyroïdienne dans la ma-

Mieux encore que l'iode, l'iodothyrine est capable d'amener cette transformation du goître simple en goître exophtalmique.

Je viens d'observer de ce fait un cas des plus probants.

Une jeune fille de 24 ans est atteinte d'un petit goître dont elle désire vivement la disparition. Quoique atteinte de scoliose rachitique, elle est bien portante d'autre part : bien menstruée, pas d'anémie, pas de signe de basedowisme, toutes les apparences d'une parfaite santé.

Je lui prescris une faible dose d'iodothyrine, 0,25 centigr. par jour.

Après dix jours de traitement, cette malade présentait le syndrôme complet de Basedow, tremblement, tachycardie, exorbitis léger avec éclat très prononcé du regard, dyspnée, sueurs, etc.

Le traitement fut immédiatement cessé, et, deux mois après, la malade avait repris son état ordinaire.

Se basant sur une similitude de fonction qui existerait entre le corps thyroïde et le thymus, certains auteurs ont pensé employer contre le goître ordinaire, la *substance thymique*. Bertram Abrahams est le seul qui prétend en avoir retiré des effets remarquables, plus même que dans le goître exophtalmique, où cette substance a été surtout employée, comme nous le dirons tout à l'heure. Mais, en général, les résultats obtenus ont été contradictoires, et la médication thymique contre le goître ordinaire paraît définitivement abandonnée. Ewald affirme qu'en aucun cas le traitement par le thymus ne peut être efficace dans le goître ordinaire, car cette glande

---

ladie de Basedow, *Lyon médical*, 27 mai 1888. — Des goîtres exophtalmiques secondaires ou symptomatiques. *Lyon médical*, 1893, nos 2, 3 et 4. — Jaunin, Iodisme constitutionnel ; thyroïdisme et maladie de Basedow. *Revue de la Suisse romande*, juin 1899, p. 301. — Mikulicz et Rembaeb, Thyroïdisme dans le goître simple. *Mit. u. d. Grenzgeb. der med. u. chir.*, VIII, 3, 1901.

ne renferme jamais d'iode, et que c'est par l'iode qu'elle contient que la substance thyroïde agit sur le goître.

2° GOITRE EXOPHTALMIQUE

En ce qui concerne le goître exophtalmique, le traitement thyroïdien que j'ai été un des premiers à préconiser contre cette affection donne des résultats plus contestables que dans le goître ordinaire.

Les partisans de la théorie de l'hyperthyroïdation dans le goitre exophtalmique déclarent que c'est là un traitement irrationnel, qui semble poursuivre à plaisir le but paradoxal et singulier d'ajouter à l'empoisonnement morbide l'empoisonnement thérapeutique et d'aller précisément choisir pour l'introduire dans l'organisme, sous prétexte de traitement, une substance qui s'y trouve en excès et qu'il faudrait plutôt y détruire.

Pour eux, en effet, la méthode rationnelle de traitement du goître exophtalmique consiste dans les interventions chirurgicales qui, à l'encontre de l'opothérapie, ont pour but de diminuer la quantité de liquide thyroïdien versée dans l'organisme.

C'est ainsi, disent-ils, que l'excision partielle du goître basedowien qui, d'après la théorie, doit restreindre l'hypersécrétion glandulaire en diminuant le volume de l'organe, donne des succès remarquables : 83 p. 100 d'après Putnam, 82 p. 1000 d'après Birner.

De même, la ligature des artères thyroïdiennes, qui amène l'atrophie de ce goître hyperémique, a été conseillée et pratiquée avec d'excellents résultats par Kocher et a réussi entre les mains d'autres chirurgiens.

Mêmes succès avec l'opération de Poncet-Jaboulay, dite Exothyropexie, qui, consistant en l'exposition et la fixation au dehors de la tumeur thyroïdienne, provoque rapidement une atrophie du goître par une sorte de « desséchement humide ».

On fait remarquer encore que le caractère des phénomènes qui se produisent sous l'influence du traitement thyroïdien est tellement particulier qu'aux yeux du médecin qui les observe, ils doivent forcément rappeler quelques-uns des traits du goître exophtalmique. En effet, la tachycardie, l'élévation de la température, l'insomnie et l'agitation, la polyurie, l'albuminurie, la paraplégie incomplète, la sensation de chaleur, la sudation exagérée, la diarrhée, qui peuvent se montrer au cours du traitement thyroïdien, sont fort analogues aux phénomènes du même genre si fréquemment constatés dans la maladie de Basedow.

Béclère, chez une femme atteinte de myxœdème et à qui par erreur on avait donné une dose exagérée de substance thyroïdienne, et par conséquent produit une véritable hyperthyroïdisation, vit non seulement disparaître le myxœdème, mais encore survenir des symptômes de maladie de Basedow; en outre des phénomènes précités, on put constater de la glycosurie, du tremblement, de l'éclat du regard, se rapprochant de l'exophtalmie (1).

Pareillement, dans leurs expériences d'hyperthyroïdisation sur des chiens, Ballet et Enriquez ont reproduit, dans une certaine mesure, un grand nombre des symptômes de la maladie de Basedow.

Tous ces faits d'observation et d'expérience sont assurément en faveur d'une contre-indication de la médication thyroïdienne dans le goître exophtalmique. Cependant, cet ostracisme, qui est motivé en outre par un grand nombre d'in-

---

(1) Béclère, Du thyroïdisme et de ses rapports avec l'hystérie et la maladie de Basedow. *Soc. méd. des hôpitaux*, 12 octobre 1894. — P. Marie, Nature de la maladie de Basedow. *Soc. méd. des hôp.*, 23 février 1894.

succès et aussi quelquefois d'accidents dus à la médication, ne doit pas être d'une pareille rigueur. A côté des insuccès, il existe aussi des cas nombreux où les résultats ont été des plus satisfaisants.

Ewald a constaté trois cas d'amélioration passagère; Schuster, une guérison; von Noorden, des effets temporairement défavorables, mais suivis d'amélioration très nette ; Hock, une guérison complète; Bruns, quatre cas de diminution notable ; Morin (de Neufchatel), Fergusson, Arnozan, chacun une guérison ; J. Voisin, une très grande amélioration dans sept cas; Owen, un succès complet après divers accidents ; Silex, une guérison ; Bogroff, des améliorations tout à fait remarquables dans 12 cas; F. Müller (de Marbourg), Ingals et Ohls, Ch. Tood, plusieurs bons effets dans des cas très graves; Savolle, deux cas améliorés ; Caussin, une guérison; Variot, Rendu, chacun une amélioration ; O. Martin (de Montpellier), Weiller (de Saint-Dié), Mossé, chacun des succès remarquables.

Eulenburg, au 1er congrès international de neurologie et de psychiatrie tenu à Bruxelles en 1897, à la suite d'une discussion sur le syndrome de Basedow, où il exposait sa théorie sur la parathyroïdisation, concluait à la légitimité de l'opothérapie thyroïdienne. « Tous les cas, dit-il, n'en sont pas justiciables ; mais il en est beaucoup pour lesquels elle donne des résultats tout aussi brillants que telle autre méthode, y compris les méthodes chirurgicales (1). »

(1) Ewald, 14e Cong. all. de méd. int. à Wiesbaden, 11 avril 1896. — Schuster, Ibidem. — Von Noorden, Ibidem. — Hock, Soc. imp. roy. des médecins de Vienne, 14 janv. 1895. — Silex, Soc. de méd. de Berlin, 29 juin 1896. — J. Voisin, Semaine médicale, 1894, p. 472. — F. Muller, 12e Cong. all. de méd. int. à Berlin, juillet 1897. — Ingals et Ohls, New-York med. Journ., 7 sept. 1895. — Tood, Brit. med. Journ., 1896. — Savolle, Thèse de Montpellier, 1897. — Caussin, Gazette méd. de Picardie, 1895, p. 223. — O. Martin, Presse médicale, 13 juillet 1898. — Weiller, Ibidem, 27 août 1898. — Mossé, Ibidem, 31 août 1898. — Philippen, la Clinique, 25 juin 1896. — Schulz, Berliner klin. Wochens.,

Il est bon d'insister sur ces heureux résultats, car, pour notre part, nous sommes convaincu que c'est à tort que la médication thyroïdienne est répudiée systématiquement dans le goitre exophtalmique.

J'ai obtenu moi-même d'excellents résultats de la médication dans le traitement de cette affection.

Qu'il me soit permis de citer quelques observations :

I. — Une femme de 50 ans, très corpulente, se met à maigrir en même temps qu'elle présente les symptômes du basedowisme, palpitations, excitation psychique, insomnie, tremblement, effondrement des jambes, qui la met souvent dans l'impossibilité de sortir, exophtalmie légère, petite tumeur goitreuse dure à droite. *Ce petit goitre préexistait depuis de longues années.* La malade présente cet état depuis plus de dix mois et a déjà suivi divers traitements lorsqu'elle vient me consulter.

Elle reçoit *pro die* deux cuillères à bouche de notre extrait thyroïdien représentant environ 5 grammes de tissu glandulaire, en même temps qu'on lui donne en lavement 12 gouttes de liqueur de Fowler. Au bout de quinze jours, l'effondrement des jambes, qui est le symptôme le plus pénible, disparaît complètement, les autres symptômes s'amendent.

Pendant six mois, on donne, pendant quinze jours par mois, la même dose de thyroïde et la guérison s'établit d'une façon définitive et se maintient depuis un an. Le traitement n'a jamais donné lieu à aucun accident.

II. — Une demoiselle, âgée de 45 ans, atteinte, depuis plusieurs années, de palpitations, tumeur goitreuse, exophtalmie prononcée, tremblement, toux d'irritation très pénible, *pseudo-lipomes sus-claviculaires*, est soumise au traitement thyroïdien. Celui-ci est d'abord mal supporté et la dose doit être réduite à deux grammes de tissu glandulaire.

Après deux mois de traitement à cette faible dose, cette personne, qui est institutrice, a pu reprendre ses fonctions qu'elle a continuées

juin 1897. — Traczki, *Neurol. Central Blatt*, 15 oct. 1897. — Auld, *British med. Journ.*, juillet 1897. — Variot, Rendu, *Société méd. des hôpitaux*, 6 déc. 1901. — Lowitz, *Thèse de Bordeaux*, 1894. — Letiliatre, Sur les divers traitements de la maladie de Basedow, *Thèse de Paris*, 1900. — Vlachanis, Même sujet. *Thèse de Paris*, 1897. — Tillé, *Thèse de Lyon*, 1901.

régulièrement pendant deux ans et qu'elle vient de cesser à nouveau pour se marier.

III. — Une dame, âgée de 35 ans, sans enfants, ancienne névropathe, est prise des symptômes basedowiens, à la suite de chagrins domestiques coïncidant avec *l'invasion d'une influenza infectieuse*. Hypertrophie thyroïdienne droite, éclat du regard, tremblement, tachycardie, plaques de vitiligo, insomnie, accès de mélancolie. Cet état existe depuis trois ans lorsque je vois la malade pour la première fois.

Le traitement thyroïdien fut très bien supporté, pendant cinq mois consécutifs : pendant vingt jours par mois, 2 à 3 grammes de glande. Aucun autre moyen ne fut adjoint. Actuellement, cette personne jouit d'une bonne santé depuis un an.

IV. — Une dame, âgée de 42 ans, mariée à 16 ans, a eu douze enfants. A la septième grossesse, elle fut atteinte d'un petit goitre qui ne disparut pas. Quand je la vis pour la première fois, elle présentait de la tachycardie à 130 pulsations, du tremblement, une très légère exophtalmie, un amaigrissement extrême, des sueurs profuses, une toux paroxystique intense. Ces derniers symptômes la faisaient considérer comme une tuberculose (quoiqu'elle n'eût pas de phénomènes thoraciques en rapport avec son état cachectique), et elle était traitée en conséquence (1). Au traitement arsenical, qui était déjà institué par un confrère, j'adjoignis l'usage du liquide thyroïdien. Au bout de six semaines, l'amélioration était telle que la malade se déclarait complètement guérie. Actuellement, il n'y a plus qu'une légère tachycardie : ni l'exophtalmie ni le goitre n'ont été modifiés.

V. — Un jeune homme âgé de 22 ans, porteur d'un goitre, plus prononcé à droite, depuis l'âge de 16 ans, d'un tempérament très nerveux, devient basedowien sans cause déterminée : tachycardie à 130 pulsations, tremblement, amaigrissement prononcé et rapide, sueurs si abondantes qu'en une journée il dut changer jusqu'à 10 fois de chemises; boulimie, vertiges, céphalée, diarrhée paroxystique, etc. Le traitement thyroïdien dut être cessé au bout de trois jours, par suite de l'intolérance habituelle du malade à l'égard de toute espèce de médicament et réellement par suite de l'augmentation des palpitations. Je prescrivis alors des lavements de cacodylate de soude, l'état s'améliora pendant quelques jours; j'adjoignis

(1) A. Pégurier (de Nice), Goitre exophtalmique simulant la tuberculose pulmonaire, *Journal des Praticiens*, 17 mai 1902.

alors deux cachets par jour de 0,20 centigr. d'iodothyrine, et, quinze jours après, le malade allait assez bien pour reprendre ses occupations. J'appris plus tard que les symptômes de Basedow avaient reparu, mais je ne revis plus le malade.

Je cite seulement ces cinq observations parce qu'elles se rapportent à des sujets que j'ai pu suivre et observer assez longtemps pour surveiller le traitement et en constater les effets. Dans un grand nombre d'autres cas j'ai prescrit le traitement, mais dans des conditions qui ne permettaient pas de le poursuivre d'une façon utile et sans danger.

Il n'y a donc pas, on le voit, que des insuccès dans le traitement thyroïdien du goitre exophtalmique, et, quand ce traitement sera moins redouté, les succès deviendront plus fréquents. Si jusqu'à ce jour ceux-ci se comptent, c'est qu'on hésite à appliquer la médication, retenu qu'on est par une crainte exagérée de ses dangers. Le thyroïdisme assurément est plus à craindre chez les basedowiens que chez les autres malades soumis à la thyroïdothérapie, mais on peut toujours, quand la surveillance attentive du malade est facile, éviter les accidents en commençant par des faibles doses, très prudemment administrées, progressivement augmentées, cessées rapidement, si le thyroïdisme apparaît, et en tous cas interrompues de temps à autre suivant l'indication.

Je crois pour ma part que les accidents de la médication thyroïdienne, si redoutés dans le goitre exophtalmique, ont tenu souvent à l'emploi de préparations sèches et de spécialités diverses, qui, par leur état d'impureté, sont capables de produire du thyroïdisme. Ce thyroïdisme se produira d'autant plus facilement ici que les malades atteints du goitre exophtalmique constituent en général un terrain extraordinairement favorable à la réceptivité des germes infectieux de toute sorte. C'est donc surtout dans le traitement de la maladie de Basedow qu'il convient de faire usage, à l'exclusion de toutes autres, des préparations de glande fraîche ou de l'iodothyrine.

L'efficacité de la médication dans les cas de goître exophtalmique s'explique facilement.

Il existe d'abord des cas assez nombreux (j'en ai observé deux) où le goître exophtalmique marche vers le myxœdème, ainsi que le démontre l'association assez fréquente des deux maladies (Babinski, Sollier-Félix, Baldwin, etc.)(1), et où par conséquent il y a plutôt atrophie fonctionnelle de la glande. Dans ce cas, l'utilité de l'opothérapie thyroïdienne est évidente (Obs. II, où il existait des pseudo-lipômes sus-claviculaires).

Il y a aussi les goîtres basedowifiés, c'est-à-dire les cas où le goître vulgaire a préexisté plus ou moins longtemps à la manifestation du complexus basedowien. On comprend bien que ceux-là encore soient améliorés par l'alimentation thyroïdienne qui amène la régression du goître vulgaire préexistant (Obs. I et V). C'est du reste l'interprétation que P. Marie donne aux cas de goîtres exophtalmiques où la médication réussit.

Les goîtres exophtalmiques d'origine infectieuse ne sont pas les moins nombreux. Charcot a démontré qu'il n'est guère de maladies fébriles où le corps thyroïde ne soit le siège de quelque réaction anatomo-pathologique. L'étude des thyroïdites infectieuses est un chapitre intéressant de pathologie (2) et nombreuses sont les observations de goître exophtalmique où les infections influenzique, typhoïdique, rhumatismale, ourlienne, etc., ont joué un rôle de tout premier ordre (Rendu, Praël, Pillet, Fouët, Chwostek).

---

(1) G. Gauthier (de Charolles), Cachexie thyroïdienne dans la maladie de Basedow. *Lyon médical*, 27 mai 1888. — Sollier, *Revue de médecine*, décembre 1891, p. 1000. — Félix, *Thèse de Paris*, 1896. — Baldwin, *The Lancet*, 19 janv. 1895.
(2) Roger et Garnier, *Soc. de biol.*, 1er oct. 1898. — La glande thyroïde dans les maladies infectieuses, *Presse médicale*, 16 avril 1899. — Garnier, *Thèse de Paris*, 1899.

Eh bien, pour ce genre de goitre exophtalmique (Obs. III), l'efficacité de l'opothérapie s'interprète encore facilement. Je crois avoir démontré dans un travail publié récemment (1) qu'en réalité il n'y a pas hypersécrétion, mais toujours adultération de la sécrétion thyroïdienne, dans le syndrome de Basedow. Dès lors, on est conduit à admettre que, pour ces goitres exophtalmiques infectieux en particulier, l'ingestion du suc thyroïdien *normal* détruit vraisemblablement les toxines que le corps thyroïde malade verse dans l'économie, ou mieux, pour être conforme aux idées théoriques que nous avons développées plus haut, cette ingestion supplée au suc thyroïdien qui, étant adultéré, a perdu ses propriétés normales.

Reste le goitre exophtalmique *neuro-arthritique*, à début brusque, c'est-à-dire le goitre exophtalmique émotif, qui constitue, pour certains auteurs, la vraie maladie de Basedow, celle où, dans tous les cas, le traitement thyroïdien doit être contre indiqué.

Tout le monde connaît les relations existant entre l'arthritisme et les troubles des fonctions du foie ; mais ce qui est moins vulgairement connu, quoique nettement établi (Bronner, Heurtle, Lindemann, Vigouroux), ce sont les rapports existant entre le foie et le corps thyroïde. Vigouroux (2) a constaté chez la plupart des basedowiens qu'il a observés les signes de l'insuffisance hépatique avant et pendant la maladie. Il existe des goitres nettement de caractère arthritique, constitués souvent par une simple hypertrophie peu apparente : une sorte de goitre fruste. Ce sont ces goitres-là

---

(1) Gauthier (de Charolles), Fonctions du corps thyroïde : pathogénie du goitre endémique, du goitre sporadique, du goitre exophtalmique ; hypothyroïdie et hyperthyroïdie. *Revue de médecine*, 1900, pp. 39, 228 et 410.
Depuis 1885, en effet, époque où je fus le premier à formuler la théorie thyréogène du goitre exophtalmique, j'ai essayé de démontrer dans une série d'études que le syndrome basedowien est le résultat de l'adultération de la sécrétion thyroïdienne.

(2) Vigouroux, *Académie de médecine*, 11 janvier 1898.

qui ont le plus de tendance à se basedowifier. Sous le choc d'une émotion, un corps thyroïde de neuro-arthritique peut donner naissance au basedowisme, tout comme l'ictère peut naître d'un foie arthritique, sous l'influence du même choc émotif.

L'émotivité, cause si fréquemment déterminante de la maladie de Basedow, peut donc trouver ainsi son explication étiologique. Le goître exophtalmique peut ainsi être souvent envisagé comme un goître arthritique qui se basedowifie brusquement à la suite de la modification brusque de sa sécrétion. Le traitement thyroïdien peut donc à la rigueur lui être appliqué.

On a vu, à propos de la **médication parathyroïdienne** (p. 114), que cette médication semble surtout indiquée dans le goître exophtalmique et nous avons fait allusion à quelques essais qui ont été faits dans ce sens. Une fois, j'ai commencé cette médication parathyroïdienne chez une basedowienne, mais je dus y renoncer bientôt en raison des difficultés extrêmes qu'il y a à se procurer des glandules parathyroïdes. Je regrette d'autant plus ces difficultés que la médication parathyroïdienne s'adapterait à l'hypothèse que j'ai formulée il y a longtemps, à savoir que les causes infectieuses ou diathésiques d'adultération de la sécrétion thyroïdienne portent sur tout l'appareil thyroïdien, et que, pour qu'il y ait goître exophtalmique, peut-être faut-il que tout le système, thyroïde et parathyroïdes, soit endommagé, tandis que, dans le goître vulgaire, dont les lésions sont en somme les mêmes, l'intégrité de la fonction parathyroïdienne empêche les phénomènes de basedowisme.

Moussu (1), par l'ingestion quotidienne de huit glandules continuée pendant deux mois, avec repos de deux jours tous

---

(1) Moussu, *Soc. de Biologie*, 25 mars 1899.

les dix jours, a notablement amélioré une basedowienne : la tachycardie, l'exophtalmie, le tremblement ont disparu. L'administration des glandules ayant été interrompue un mois, les symptômes ont réapparu et ont de nouveau diminué après quinze jours de traitement.

Nous avons vu que Notkine, ayant extrait du corps thyroïde une substance qu'il nomme **thyroprotéide** et qu'il considère comme génératrice du myxœdème, l'employa pour combattre le syndrôme de Basedow et constata qu'elle « produisait des effets extrêmement favorables ». Son exemple n'a pas eu, que nous sachions, d'imitateurs.

La thyroprotéide de Notkine, étant extraite du corps thyroïde, est encore un médicament thyroïdien proprement dit. Il n'en est plus de même de l'usage de **liquides organiques provenant d'animaux éthyroïdés**, c'est-à-dire d'un liquide surchargé de thyroprotéide libre, les animaux fournisseurs étant privés de l'organe qui neutralise cette substance. Ici, le médicament, ne provenant pas directement de la thyroïde, ne peut être dit thyroïdien, mais sa mise en œuvre rentre incontestablement dans le cadre de la thyroïdothérapie et doit être classée parmi les médications thyroïdiennes, comme nous l'avons dit au début de ce livre.

A l'état normal, il se formerait dans l'organisme une substance toxique que neutraliserait la sécrétion thyroïdienne. La destruction du corps thyroïde permet l'accumulation dans l'organisme de cette substance toxique non-neutralisée : c'est la condition pathogénique du myxœdème. Dans l'hyperthyroïdisation, qui serait réalisée dans le goitre exophtalmique, il y a, au contraire, excès de sécrétion thyroïdienne neutralisante, sans qu'il y ait suffisamment de substance toxique à neutraliser. Dans ces conditions, ne pourrait-on pas essayer de diminuer les effets de l'hyperthyroïdisation par l'injection ou l'ingestion d'une certaine quantité de substance à neutraliser ? Voilà la question qui est la base de ce traitement pour les partisans de la théorie de l'hyperthyroïdie dans la maladie de Basedow.

Ballet et Enriquez, les premiers, ont formulé et mis en pratique ce traitement du goitre exophtalmique. Au moyen d'injections de sérum du sang de chiens éthyroïdés, ils ont obtenu dans neuf cas d'assez heureux résultats (amélioration de l'état général, atténuation ou disparition passagère du tremblement, rétrocession de l'exophtalmie, et même, dans quelques cas, diminution notable du goitre).

Gioffredi aurait obtenu aussi de bons résultats de cette méthode. Burghart a eu, chez trois basedowiennes, sinon une guérison, du moins une amélioration notable par l'emploi du sérum provenant de chiens éthyroïdés. Il en fut de même chez une jeune basedowienne traitée par des injections de sérum sanguin provenant d'une femme profondément myxœdémateuse (1).

Lanz (2) a administré le lait de chèvres thyroïdectomisées à trois basedowiennes. Chez la première, il a constaté, après quinze jours, une diminution de la fréquence du pouls, la disparition de la céphalée et de l'insomnie, la diminution du goitre. Chez les deux autres, il se produisit également une amélioration sensible. Ces malades prenaient deux ou trois tasses de lait par jour.

De même que, ainsi que nous venons de le voir, on a employé dans le goitre vulgaire l'**opothérapie du thymus**, sous prétexte que cette glande présente des analogies d'action avec le corps thyroïde, de même, par la conception inverse qu'il existe une sorte d'antagonisme entre les fonctions des deux glandes (reviviscence du thymus chez les thyro-exophtalmiques), on a eu recours à l'ingestion de la substance thy-

(1) Gioffredi, *Medicina contemporanea*, 1896. — Burghart, *Soc. de méd. int. de Berlin*, 10 juillet 1899.
(2) Lanz, *Corresp. Bl. f. Schw. Aerzte*, n° 23, 1899.

mique dans la maladie de Basedow. Mickulicz (de Breslau) aurait eu grâce à ce traitement, 10 guérisons sur 11 cas; H. Mackensie rapporte 20 observations personnelles et 15 dues à d'autres auteurs et traitées avec des résultats contradictoires; Rushton Parker relate 4 observations personnelles avec des résultats à peu près nuls; Owen aurait eu quelques succès et Boivert (de Montréal) une guérison définitive; par contre, Taty et Guérin rapportent un cas avec résultat absolument négatif (1).

On voit donc que la thyroïdothérapie a été employée sous toutes ses formes dans le goitre exophtalmique; mais que c'est encore la médication thyroïdienne ordinaire qui donne les meilleurs résultats.

(1) Mikulicz (de Breslau), 24e Congrès de la Soc. allem. de chirurg., Berlin, avril 1895. — H. Mackensie, Amer. Journ. of med. Science, février 1897. — Rushton Parker, British med. Journ., 7 janvier 1899. — Boivert, Revue médicale de Montréal, 1899, n° 47, b. 309, et Presse médicale, 1899, 13 sept., p. 150. — Taty et Guérin, Congrès des médecins aliénistes et neurologistes, tenu à Bordeaux, août 1895. — Minkowski, Central Blatt f. inn. Med., 14 mai 1898.

CHAPITRE III

THYROÏDOTHÉRAPIE INDIRECTE

Sommaire. — Système osseux : arrêts de la croissance, infantilisme, nanisme; acromégalie, gigantisme; retard de consolidation des fractures; troubles trophiques des os.

L'opothérapie indirecte s'applique aux états morbides, troubles des organes ou troubles des fonctions en corrélation avec le corps thyroïde, conduisant à admettre un trouble fonctionnel de la glande sans altération physique évidente.

Nous avons indiqué la corrélation qui existe, à l'état physiologique, entre la fonction du corps thyroïde et le trophisme général.

Nous avons dit que cette action trophique de la glande porte principalement :

a) Sur le système osseux (phénomènes évolutifs de la croissance, consolidation des fractures);

b) Sur le système génital, utéro-ovarien surtout (phénomènes évolutifs de la puberté) ;

c) Sur le mouvement des échanges intra-organiques (formation ou désintégration de la graisse et du sucre);

d) Sur le système nerveux.

De là autant de groupes d'états morbides ou de troubles fonctionnels qui sont plus ou moins justiciables de la médication thyroïdienne.

a) SYSTÈME OSSEUX

Nous étudierons successivement dans ce groupe le traitement: 1° des arrêts de la croissance (nanisme, infantilisme); 2° de l'acromégalie et du gigantisme; 3° des retards de consolidation des fractures; 4° de divers troubles trophiques des os (ostéomalacie, arthrite déformante).

1° Arrêts de la croissance (*nanisme, infantilisme*).

La médication thyroïdienne possède une influence tout à fait remarquable sur les arrêts de la croissance.

Cette constatation date déjà de plusieurs années, mais de nombreuses observations ont été recueillies, depuis les premières communications d'Hertoghe sur ce sujet (1), et toutes sont confirmatives de cette bienfaisante action.

Parmi les nombreux symptômes du myxœdème, on avait signalé l'arrêt de la croissance qui faisait ressembler les petits myxœdémateux à de véritables nains. Tel enfant myxœdémateux et âgé de 14 ans mesurait 0,70 centimètres, ce qui est la taille d'un enfant de 15 mois; un autre, âgé de 18 ans, ne mesurait que 75 centimètres. Lorsqu'on appliqua la cure thyroïdienne aux enfants myxœdémateux, on constata que la reprise de la croissance s'opérait parallèlement à l'amélioration des autres signes de l'affection. Dès lors, il devenait possible de faire grandir ces malheureux enfants frappés de nanisme.

On a vu ainsi des nains myxœdémateux de 6, 14, 18, 20 et même 27 ans, qui tous indistinctement se sont mis à grandir dès qu'ils ont été soumis à l'opothérapie thyroïdienne (Hertoghe).

Bourneville (2), chez des enfants atteints d'idiotie myxœ-

---

(1) Hertoghe, *Académie royale de Bruxelles*, 28 sept. 1895. *Bulletin de l'Académie royale de Bruxelles*, 1897, n° 9.

(2) Bourneville, *Soc. méd. des hôp.*, 27 janv. 1897, et *Progrès médical*, 1897, pp. 145-163. — Boullenger, Action de la thyroïde sur la croissance. *Thèse de Paris*, 1896.

démateuse et soumis au traitement, a constaté que la taille augmentait dans une proportion presque double de celle de la croissance naturelle chez ces enfants; la tête profitait également du développement général du système osseux; presque tous les diamètres crâniens s'accroissaient; la dentition aussi se modifiait très avantageusement.

Moussu (1) a administré régulièrement de la glande thyroïde à des jeunes chiens en voie de croissance et a constaté que ces animaux, comparés à des témoins de la même portée, grandissaient plus vite et prenaient l'aspect de levrette.

Inversement, Roger et Garnier (2), en injectant dans les artères thyroïdiennes de jeunes chiens une émulsion de naphtol et en provoquant ainsi une sclérose du corps thyroïde, ont vu la croissance s'arrêter.

Mais tous les infantiles et tous les nains ne sont pas myxœdémateux, et, si les myxœdémateux francs sont, heureusement pour l'espèce humaine, assez rares, il est un nombre considérable de sujets dont la croissance a été retardée ou arrêtée pour des causes cataloguées sous des étiquettes diverses : rachitisme, hypoazoturie, infantilisme, hérédo-syphilis végétations adénoïdes, etc.

Eh bien! il n'est pas impossible que tous ces sujets soient victimes d'une seule et même cause : l'insuffisance thyroïdienne ou hypothyroïdie.

D'après Hertoghe, tous les **arrêts de la croissance**, quels qu'ils soient, dépendent d'une altération thyroïdienne. Cet auteur établit que les influences susceptibles d'enrayer la croissance portent toutes leur premier effort sur la glande thyroïde, et que celle-ci, diversement atteinte dans son fonc-

(1) Moussu, *Soc. de biologie*, 25 mars 1899.
(2) Roger et Garnier, Infantilisme expérimental par sclérose provoquée du corps thyroïde, *Société de biologie*, 27 déc. 1901. — Haushalter (de Nancy), Infantilisme dysthyroïdien expérimental, *Société de biologie*, 17 mai 1902.

tionnement, crée, d'après les degrés de la lésion, des obèses, des rachitiques, des chondrodystrophiques, des sujets atteints de nanisme ou d'infantilisme. Les arrêts de croissance de nature toxique (alcool, syphilis) reconnaîtraient le même mécanisme, et c'est en troublant la sécrétion thyroïdienne que les agents toxiques arrivent à ralentir l'élan de la croissance.

L'hypothyroïdie peut présenter tous les degrés. C'est ainsi que l'embonpoint précoce, celui qu'on constate chez certains enfants et certains jeunes hommes à l'approche de la puberté, relève souvent d'une hypothyroïdie. Généralement, ces jeunes sujets gras sont de petite taille. La croissance s'opère lentement et tardivement chez eux, tandis que chez les enfants maigres, probablement hyperthyroïdiques, la croissance est rapide et procède par à-coups. On entend dire parfois, lorsqu'un enfant grandit trop vite, qu'il est maigre à force de grandir. Il est plus juste de penser que l'enfant maigrit non parce qu'il grandit, mais en même temps qu'il grandit et sous l'influence de la même cause. Cette cause paraît être une activité thyroïdienne exagérée.

De sorte que le corps thyroïde, par suite d'un fonctionnement ralenti ou accru, peut modifier la forme extérieure du corps humain. Le myxœdémateux athyroïde, court, massif et mou, le basedowien, long, mince et sec, représentent les deux formes extrêmes entre lesquelles peuvent exister de nombreuses variétés.

La conclusion est que chaque fois que, dans un cas de retard ou d'arrêt de la croissance, on soupçonne l'hypothyroïdie, — et il faut toujours la soupçonner, — il y aura intérêt à recourir à l'opothérapie thyroïdienne qui produira souvent des résultats surprenants et inespérés.

Il ne faudrait pas cependant croire que, dans tous les cas d'infantilisme ou de retard de croissance, la médication thyroïdienne doive donner des résultats. Il est évident que toute reprise de la croissance est impossible lorsque le squelette est complètement ossifié et que les cartilages d'accroissement n'existent plus. Ainsi les achondroplases, qu'on pourrait avoir des tendances à confondre avec les myxœdémateux (Leblanc), en diffèrent en ce que chez les premiers il y a absence congénitale des cartilages d'accroissement, tandis que chez les seconds il y a persistance indéfinie de ces cartilages (Appert, Legry et Regnault). La médication sera donc de nul effet chez les achondroplases.

La radiographie permet d'établir le diagnostic de la possibilité d'une reprise de croissance Les rayons X traversent très facilement les cartilages d'accroissement et impressionnent à leur niveau la plaque sensible ; celle-ci rend une ligne claire à l'épreuve positive. Il est donc facile de se rendre compte du degré d'ossification et, par suite, savoir si la thyroïdothérapie a chance de réussir.

L'ossification est extrêmement tardive chez les myxœdémateux, et c'est ce qui explique la facilité avec laquelle ils reprennent leur croissance sous l'influence de ce traitement. Springer et Serbanesco (1) ont vu, au moyen des rayons X, que dans le myxœdème les cartilages de conjugaison persistent longtemps sans s'ossifier et que le traitement thyroïdien peut faire croître la taille jusqu'à 34 ans. Ganse et Londe ont fait des constatations analogues (2). Schmidt (de Francfort-sur-le-Mein) a constaté cette réalité de la croissance par la thyroïdothérapie. Des photographies de Röntgen, prises sur un myxœdémateux de 26 ans, lui ont fait voir à la partie inférieure du fémur une ligne épiphysaire d'autant plus nette que la rotule, demeurée elle-même cartilagneuse, n'avait pas intercepté les rayons. Sous l'influence du traitement, il y eut reprise de la croissance avec disparition de la ligne épiphysaire (3).

(1) Springer et Serbanesco, *Académie des sciences*, 17 mai 1897.
(2) Ganse et Londe, *Société de Biologie*, 21 mars 1898.
(3) Schmidt, *14º Cong. all. de méd. interne*. Wiesbaden, avril 1893. —

Les arrêts de la croissance dus à l'hypoazoturie constitutionnelle, où l'ossification est tardive, sont susceptibles aussi d'une bonne reprise de croissance.

Par contre, l'ossification est très précoce dans le rachitisme. Hertoghe cite l'exemple d'un enfant de 11 ans chez lequel l'ossification palmaire était à peu près complète. Chez les nains rachitiques, la thyroïdothérapie produira donc rarement une reprise de la croissance; mais elle peut, paraît-il, d'après Heubner (de Berlin), améliorer l'état général des rachitiques.

La médication thyroïdienne, dans son action sur le système osseux, peut, si elle n'est pas surveillée, produire un état inverse de celui qu'on attend. Bourneville, chez les enfants myxœdémateux soumis au traitement, a noté une tendance de la colonne vertébrale à s'incurver, accident qui avait déjà été signalé par Telford Smith. Ce phénomène peut bien tenir à l'emploi trop prolongé de la médication ou à l'ingestion d'une dose qui agirait plus que la thyroïde à l'état normal : il se rapprocherait de l'ostéo-arthro-malacie, que nous avons signalée comme existant chez certaines basedowiennes.

Chez les jeunes sujets qui présentent un arrêt de la croissance, il est fréquent de constater l'existence de **végétations adénoïdes**, d'une hypertrophie des amygdales, d'une rhinite hypertrophique et d'affections du cavum. Hertoghe déclare que, contrairement à ce que prétendent les laryngologistes, ces affections, au lieu d'être la cause de cet arrêt, ne seraient comme lui qu'une manifestation de l'insuffisance thyroïdienne (1). De là, des résultats heureux obtenus par la thy-

---

Mollin (H.), *Étude radiographique et clinique sur la dyschondroplasie*. Thèse de Lyon, 1901. Leblanc, *Société de Biologie*, janvier 1902. — Appert, *Ibidem*, 1er février 1902. — Legry et Regnault, *Ibidem*, 17 mai 1902.
(1) Hertoghe, Végétations adénoïdes et myxœdème. *Académie de médecine de Belgique*, 26 mars 1898. — Myxœdème fruste, *Ibidem*, 25 mars 1899, et *Nouvelle iconographie de la Salpêtrière*. — Thomas, Végétations adénoïdes et myxœdème. *Marseille médical*, 15 novembre 1900.

roïdothérapie dans quelques affections du nez, du pharynx et des oreilles (1).

Toutes les autres dystrophies qui escortent l'infantilisme peuvent être également modifiées par le traitement thyroïdien, et nous verrons plus loin que le type infantile eunuchoïde, par exemple, peut être très heureusement amélioré.

L'incontinence nocturne d'urine dite essentielle doit être considérée quelquefois comme un phénomène d'hypothyroïdie de l'infantilisme et peut être améliorée par la thyroïdine. L'iodothyrine, administrée de temps en temps à un enfant atteint d'incontinence d'urine, m'a donné d'excellents résultats, bien supérieurs à tous les autres moyens employés précédemment.

Il va sans dire que dans le traitement des arrêts de croissance, il ne sera pas inutile d'adjoindre à la médication thyroïdienne l'emploi de la décoction fraîche de céréales, comme le recommande Springer, ainsi que des éléments phosphorés organiques, tels que les lécithines (2).

2° Acromégalie et Gigantisme

L'acromégalie qui, d'après Brissaud, est le gigantisme de l'adulte, de même que le gigantisme est l'acromégalie de l'adolescent, a été soumise aussi au traitement thyroïdien. Ces essais sont justifiés en ce sens que la glande pituitaire, dont les lésions sont le fait capital, sinon indispensable, dans la production de l'acromégalie, doit être considérée, ainsi que nous l'avons dit, comme une glande aberrante, accessoire, annexe du corps thyroïde. En outre, si on compulse les observations d'acromégalie qui ont été publiées, on trouve

---

(1) A. Rivière, La surdi-mutité thyro-adénoïdienne. *Lyon médical*, 13 janvier 1901, p. 57, et 27 janvier, p. 137. — Estelberg, *Arch. f. Ohrenheilkunde*, XLI, 1, 1898. — Brucke, *Zeitsch. f. Ohrenheilkunde*, XXII, 1897. — Hermann, *Deutsche med. Wochens.*, 8 décembre 1898.

(2) Aussel, Traitement thyroïdien en pathologie infantile et particulièrement dans l'infantilisme. *Journal des praticiens*, 1901, n°s 39 et 40. Rapport au Congrès de Nantes, 1901. — Dupré, Infantilisme dysthyroïdien. *Société de neurologie*, 6 février 1902.

mentionnées fréquemment des modifications de volume du corps thyroïde, l'atrophie le plus souvent. De même, du reste, dans cette affection, il existe des lésions du thymus et de l'hypophyse, les deux autres glandes préposées à la croissance. Dans une autopsie d'acromégalique que j'ai pratiquée en 1892 (1), j'ai trouvé la thyroïde plutôt atrophiée et l'hypophyse considérablement augmentée de volume.

On peut faire l'hypothèse que la synergie existant à l'état normal entre ces trois glandes conjuguées en vue de l'évolution de la croissance a subi, chez les acromégaliques, une déviation dont nous ignorons encore les termes, et, dès lors, il a paru rationnel d'appliquer à ces malades l'opothérapie thyroïdienne séparément ou conjointement à l'opothérapie hypophysaire.

Les résultats obtenus jusqu'à ce jour sont assez modestes. Il semble que le traitement a surtout pour effet d'amender les symptômes cérébraux : céphalée, troubles oculaires, etc., qui paraissent être sous la dépendance d'une compression exercée par la tumeur hypophysaire ; quant aux autres symptômes acromégaliques, ils sont peu ou pas du tout influencés par le traitement. En réalité, il ne serait pas impossible que les préparations thyroïdiennes et hypophysaires produisent une régression de la tumeur de la glande pituitaire, de la même façon qu'elles amènent une régression des tuméfactions goitreuses.

Voici, résumés, quelques résultats de tentatives de traitement qui ont été faites :

Ludwig Bruns, chez une femme de 24 ans, acromégalique depuis 3 ans, a obtenu des résultats assez encourageants.

Baylac et Fabre (de Toulouse) ont obtenu un amaigrissement qui a diminué le volume des pieds et des mains,

---

(1) G. Gauthier, Un cas d'acromégalie avec autopsie. *Progrès médical*, 1892, 2 janvier, p. 4.

mais la cyphose et le prognathisme ont paru augmenter (1).

Mossé, dans un cas d'acromégalie avec altération du corps thyroïde, a eu une amélioration (2).

Rolleston signale dans deux cas une amélioration par l'association d'extraits de thyroïde et d'hypophyse (3).

A. Schiff cite un cas où, le traitement hypophysaire ayant échoué, la thyroïdine amena une notable amélioration.

Favorsky a eu une amélioration avec l'hypophysine (4).

E. de Cyon, chez trois frères acromégaliques, a obtenu d'excellents résultats avec l'hypophysine (5).

Parson a noté une diminution notable de la céphalalgie « qui pourrait bien être due à la suggestion plutôt qu'à l'extrait thyroïdien » (6).

Mendel a obtenu une amélioration à peine sensible par l'association des deux extraits (7).

Marinesco, chez trois acromégaliques, a pratiqué le traitement hypophysaire et a constaté une diminution notable de la céphalée (8).

Comini a obtenu, par l'extrait thyroïdien seul, un assez bon résultat dans un cas où la thyroïde était atrophiée (9).

Magnus Levy a eu un résultat à peu près nul avec des tablettes de corps pituitaire (10).

Breward, Jackson et Sattock ont eu quelques bons effets par l'extrait thyroïdien (11).

(1) Baylac et Fabre, *8e Congrès français des médecins aliénistes et neurologistes* à Toulouse, août 1897.
(2) Mossé, *Société de biologie*, 25 octobre 1895.
(3) Rolleston, *The Lancet*, 1897, 4 décembre, p. 1443.
(4) Favorsky, 7e *Congrès des médecins russes*, à Kazan, 1899.
(5) E. de Cyon, *Académie de médecine*, 22 novembre 1898.
(6) Parson, *Société de neurologie de New-York*, 2 janv. 1894.
(7) Mendel, *Société de médec. de Berlin*, 27 novembre 1895.
(8) Marinesco, *Société médicale des hôpitaux*, 8 novembre 1895.
(9) Comini, *Arch. per le scienze med.*, XX, 4, 1896.
(10) Magnus-Lévy, *Société de méd. int. de Berlin*, 5 avril 1897.
(11) Breward, Jackson, Sattock, *The Lancet*, 1898, 24 juillet, p. 193.

Fränkel n'a constaté que la diminution des doigts dans un cas traité par la thyroïdine(1).

Gubler cite un cas d'acromégalie aiguë légèrement amendée par les préparations de thyroïde(2).

Foss n'a obtenu aucun résultat (3).

3° Retard dans la consolidation des fractures.

L'efficacité de la médication thyroïdienne sur le développement du tissu osseux devait naturellement suggérer l'idée d'employer cette médication dans les cas assez fréquents de consolidation retardée des fractures.

Depuis longtemps j'avais songé à la possibilité de cette nouvelle application de la thyroïdothérapie sans en avoir rencontré l'occasion, lorsqu'au commencement de 1897 le hasard des séries pathologiques me mit en présence de deux cas favorables à cette expérimentation.

Quoique la littérature médicale en ce qui touche le corps thyroïde me fût assez familière, je n'avais trouvé trace nulle part de l'application de ce traitement.

Je fus donc bien, en réalité, le *premier* à mettre en pratique ce moyen qui, depuis, a été souvent employé.

Voici ces deux premières observations :

Observation I. — Le 20 décembre 1896, une jeune fille de 15 ans, bien menstruée depuis deux ans, extraordinairement développée pour son âge, d'une excellente constitution, sans adipose exagérée, se fait une fracture de la jambe gauche au tiers inférieur, avec chevauchement des fragments, sans lésions appréciables des tissus.

La réduction est faite facilement. Un appareil plâtré est appliqué, ne provoque pas de douleurs, n'exerce pas de constriction gênante et ne mérite pas d'être relâché ou resserré après sa première mise.

La double attelle plâtrée avec étrier est enlevée au bout d'un

---

(1) Fränkel, *Société de méd. int. de Berlin*, avril 1897.
(2) Gubler, *Corresp. Bl. f. Schw. A.*, 15 décembre 1900.
(3) Foss, *Société médico-chirurg. de Saint-Pétersbourg*, 11 janv. 1901.

mois et l'on constate la coaptation parfaite des fragments, mais l'absence absolue de consolidation. La crépitation est très nette; pas de cal fibreux. Du phosphate de chaux est prescrit alors et continué jusqu'à la guérison.

L'appareil, remis en place, est enlevé à nouveau le 25 février, même état que la première fois.

Le 15 mars, je revois la blessée avec mon ami le docteur Chevalier, et nous constatons le même défaut absolu de consolidation ; le foyer de la fracture est toujours douloureux à la pression. Nous pratiquons ensemble le frottement des fragments et nous conseillons d'appliquer successivement deux vésicatoires au niveau de la fracture.

Je revois la malade le 10 avril, et je ne constate toujours aucun changement. Il y a exactement *cent dix* jours que le membre est en appareil.

C'est alors que je me décidais à recourir à la médication thyroïdienne dont j'avais jusqu'à ce jour repoussé l'emploi à cause des dangers que ce traitement était réputé occasionner chez les *jeunes sujets*.

Je me procurai moi-même des lobes thyroïdiens de jeunes moutons dont je fis préparer un suc glycériné de façon à ce qu'une cuillerée de cet extrait correspondît à un gramme de substance thyroïde.

La malade en prit de six à dix cuillerées à café par jour. Les premiers jours, elle se plaignit de vives céphalées, de rougeurs à la face, de vertiges, d'étouffements.

Sachant que la médication thyroïdienne produit en général son effet dès la première quinzaine de son emploi, je revis la malade le 25 avril, et j'avoue que ma surprise fut grande en constatant une consolidation nettement établie. Une dose totale, équivalente à environ 120 grammes de substance thyroïde, avait été absorbée.

Le 20 mai, la malade, maintenue au lit jusqu'à ce jour par mesure de précaution, se lève et sent sa jambe très forte.

Je note qu'au palper on reconnaissait au corps thyroïde de cette jeune fille un volume absolument normal.

Cette première observation nous parut presque concluante si tant est qu'on puisse établir une conclusion sur un fait unique. Une fracture ne s'est pas consolidée le 110e jour, malgré une réduction et une immobilité parfaites; on a essayé en vain d'activer le processus ostéogénique en frottant les fragments et en mettant des vésicatoires. On essaie la médication thyroïdienne en conservant l'appareil plâtré; rien n'est changé à la façon de traiter la malade, si ce n'est qu'on lui donne du corps thyroïde, et, au bout de quinze jours, la consolidation est obtenue.

S'agissait-il pourtant d'une de ces surprises comme en réservent souvent les consolidations retardées? Notre deuxième cas vint bientôt confirmer notre idée que la consolidation rapide que nous avions constatée ne tenait pas à une simple coïncidence, mais que le traitement thyroïdien avait bien réellement joué un rôle efficace.

Observation II. — Un homme de 48 ans, bien portant, si ce n'est qu'il présente quelques phénomènes de dégénérescence mentale, se fait, le 10 janvier, une fracture, par choc direct, du tiers supérieur du radius; le cubitus paraît intact.

Léger appareil plâtré pour empêcher les mouvements de pronation et de supination.

Au bout de trois mois, il n'y a pas de consolidation. La crépitation dans les mouvements de torsion de l'avant-bras est très nette; le foyer de la fracture est douloureux et tuméfié; le malade ne peut se servir de son avant-bras.

Du 20 avril au 15 mai, la médication thyroïdienne est employée; 800 gr. d'extrait thyroïdien sont absorbés, soit 160 gr. environ de substance active.

Après ce traitement, la crépitation disparaît, ainsi que l'enflure et la douleur du foyer. Le malade n'éprouve plus qu'un peu de gêne dans les mouvements de pronation et de supination; mais le bras est presque aussi fort que l'autre.

La glande thyroïde de cet homme était normale.

Depuis la publication de ces deux observations (1), j'ai

(1) G. Gauthier (de Charolles), Médication thyroïdienne dans les fractures à consolidation retardée. *Lyon médical*, 27 juin et 11 juillet 1897.

employé le traitement thyroïdien, avec un égal succès, dans d'autres cas de consolidation retardée.

Observation III. — Un homme de 32 ans, né de parents morts tuberculeux, mais très bien portant lui-même, gras sans obésité, d'un tempérament mou et apathique, se fracture la jambe au milieu de sa longueur; chevauchement considérable. Réduction facile. Appareil plâtré ordinaire, appliqué au 5° jour.

Cet appareil est laissé en place jusqu'au 50° jour; à ce moment, il n'existe pas encore de consolidation.

Le membre est remis dans un nouvel appareil plâtré; un mois après, la crépitation des fragments est nettement perçue.

A partir de ce jour, le 85° après l'accident, je fais prendre l'extrait thyroïdien : 25 à 30 grammes par jour. Après 20 jours de ce traitement, je constate que les os sont repris, que le cal n'est plus douloureux.

Le malade se lève le surlendemain et ne tarde pas à marcher.

Le corps thyroïde de cet homme est peut-être un peu gros.

Observation IV. — Un ouvrier terrassier, 30 ans, grand, très vigoureux, cou long et maigre, pas alcoolique, se fracture l'avant-bras droit au tiers supérieur.

Un premier appareil plâtré est laissé en place 30 jours. Comme la consolidation manque, je remets l'appareil pendant 30 nouveaux jours. Résultat négatif encore une fois.

Un second appareil, plus solide que le premier, est alors appliqué. Le blessé, qui ne tient pas précisément à guérir vite parce qu'il est assuré contre les accidents, reste 70 jours sans venir à la visite. Je retrouve l'appareil tel qu'il a été placé, mais aucune consolidation.

La fracture datait donc de 130 jours quand le traitement thyroïdien fut commencé. Après 10 jours, il semble déjà que la consolidation s'opère et que les mouvements de latéralité dans le foyer de la fracture sont moins prononcés.

Comme le blessé se plaint de mal supporter le liquide thyroïdien, on cesse pendant 5 jours. Après une reprise du traitement pendant 15 jours consécutifs, la consolidation est définitive.

Observation V. — Homme de 52 ans, cultivateur, habitant un village où le goitre n'est pas rare, mais ayant une thyroïde normale, fils d'un père atteint de lypémanie, ayant présenté lui-même à deux reprises des crises de cette vésanie, atteint de varices des jambes, se brise la jambe au tiers inférieur. Le fragment supérieur du tibia a perforé les tissus et sa pointe fait légèrement issue au travers de la peau.

La réduction de la fracture est assez pénible à obtenir, et, le lendemain de l'accident, on met un appareil plâtré.

Au 60ᵉ jour, cet appareil est enlevé, et, comme il semble que la consolidation est suffisante, n'est pas remis en place.

Vingt jours plus tard, je revois le malade et je constate une déformation de la jambe, de la rougeur et de la douleur au niveau du foyer de la fracture en même temps que des mouvements de latélité assez étendus : en réalité, il n'existe pas de consolidation.

Le membre est de nouveau immobilisé dans un appareil plâtré solide, qui est enlevé, à son tour, au bout de 40 jours. On constate alors que le cal est gros, douloureux, et qu'il y a encore de la mobilité entre les fragments.

Je donne alors, 4 mois exactement après l'accident, l'extrait thyroïdien à la dose ordinaire. Celui-ci doit être continué pendant un mois, pour que la consolidation complète soit obtenue; il fut cessé pourtant pendant 5 jours, le blessé s'étant plaint de troubles digestifs qu'il attribuait au traitement.

Observation VI. — Jeune homme de 25 ans, étant en état d'ivresse, tombe de sa hauteur, se fracture la jambe, et, par suite des mouvements désordonnés qu'il fait pour se remettre en marche, aggrave sa blessure : l'extrémité supérieure du tibia traverse les chairs d'une longueur de plusieurs centimètres. Pour établir la réduction, il faut largement débrider la plaie et réséquer l'extrémité pointue du tissu osseux.

Le membre est laissé 15 jours dans une gouttière où il est incomplètement immobilisé. Un appareil plâtré, laissant la plaie à nu, est appliqué; l'immobilisation est parfaite, la plaie est fermée au bout de 20 jours.

Il y avait 60 jours que la jambe était en appareil, et on constatait au niveau de la fracture de la douleur à la pression et un cal gros et mou.

Craignant que la consolidation ne se fasse trop attendre, en raison de la gravité de la fracture, et ne voulant pas, pour constater l'état actuel de la consolidation, enlever l'appareil qui est parfait au point de vue de l'immobilisation, je donne sans plus attendre l'extrait thyroïdien pendant 15 jours.

L'appareil est enlevé alors, c'est-à-dire trois mois après l'accident et 75 jours après la mise en appareil; la consolidation ne paraît pas complète et suffisante. On ne remet pas d'appareil; mais pendant 20 jours, on donne à nouveau du liquide thyroïdien et on constate que la consolidation est définitive.

Obs. VII. — Un confrère, à la suite de la publication de mes premières observations, m'écrit à propos d'une dame atteinte d'une fracture du tiers inférieur de la cuisse, qui, arrivée au 4e mois de sa fracture, n'a pas encore de consolidation. Il me prie de lui donner des indications sur la mise en œuvre, en pareil cas, du traitement thyroïdien.

Je conseille huit cuillers à café *pro die* de l'extrait thyroïdien; 700 grammes sont pris en 40 jours, mais assez *irrégulièrement*, paraît-il, et en définitive la consolidation a été obtenue deux mois après le début du traitement et sept mois après l'accident.

Ces sept observations nous paraissent bien avoir une certaine valeur pour la démonstration de l'efficacité de la médication thyroïdienne dans les retards de consolidation des fractures. Dans tous ces cas, à part le VIe, la fracture était simple, sans complications pouvant favoriser le retard de la formation du cal. Aucune des causes généralement indiquées comme susceptibles d'occasionner ce retard n'existait; il s'était écoulé un temps relativement long (150, 130, 125, 120, 110, 95, 90 jours) sans qu'il y eût la moindre trace de consolidation, lorsque le traitement a été commencé. La durée de ce traitement a toujours été relativement courte, de 10 à 25 jours; une seule fois, elle a été de 40 jours, probablement parce que le médicament était pris irrégulièrement.

Les essais qui ont été faits, après les nôtres, par les divers expérimentateurs, qui ont publié leurs observations, n'ont pas donné des résultats moins remarquables.

Nous résumons ces observations dans le tableau suivant :

NOMS des AUTEURS	Sexe, Age	NATURE de la FRACTURE	Ancienneté	Durée du traitement	RÉSULTATS OBTENUS
VIII. Reclus.	H, 43 ans	Simple, 1/3 inférieur du fémur.	6 mois	25 jours	Consolidation complète
IX. Quénu.	F, 24 ans	Compliquée, 1/3 inférieur du fémur, résection d'un fragment, suppuration.	5 mois	5 jours	Consolidation complète
X. Folet.	H.	Simple, 1/3 inférieur de la jambe.	75 jours	14 jours	Consolidation complète
XI. Folet.	H, 45 ans	Simple, sus-malléolaire du tibia.	3 mois	10 jours	Consolidation complète
XII. Folet.	H.	Fracture jambe.	»	10 jours	Consolidation complète
XIII. Feria.	F, 46 ans	Compliquée, 1/3 inférieur de la jambe, résection de 8 cent. du tibia, greffe d'un fragment d'humérus.	3 mois	30 jours	Consolidation complète
XIV. Feria.	H, 53 ans	Simple, milieu du radius.	3 mois	30 jours	Consolidation complète
XV. Tronchet (de la Rochelle).	H, 50 ans	Compliquée, 1/3 inférieur de la jambe.	3 mois	15 jours	Consolidation complète
XVI. Tronchet.	H, 56 ans	Simple, fracture de côte.	35 jours	10 jours	Consolidation complète
XVII. Dejace.	H, 14 ans	Fracture de cuisse avec pseudarthrose.	4 ans	30 jours	Consolidation complète
XVIII. Dejace.	H, 17 ans	Simple, humérus.	2 mois	45 jours	Consolidation complète
XIX. Guisard.	H.	Compliquée, jambe.	26 mois	40 jours	Résultat négatif.
XX. Poirier.	H.	Compliquée, cuisse.	»	30 jours	Résultat négatif.
XXI. Poirier.	H.	Compliquée, jambe.	3 mois	50 jours	Consolidation complète
XXII. Rochard.	H.	Compliquée, avant-bras	»	30 jours	Résultat négatif.
XXIII. Stahel (cité par Steinlein)	»	Pseudarthrose.	»	»	Résultat négatif.
XXIV. Kappeler (cité par Steinlein)	»	Pseudarthrose.	»	»	Consolidation complète
XXV. Sen. (Observations recueillies dans le service du professeur Ollier).	F, 14 ans	Simple, 1/3 moyen de la jambe.	45 jours	8 jours	Consolidation incomplète.
XXVI. Ibidem.	H, 22 ans	Fracture de cuisse restée un an sans appareil.	15 mois	3 mois	Consolidation complète
XXVII. Ibidem.	H, 36 ans	1/3 inférieur de la jambe, simple.	3 m. ½	12 jours	Consolidation complète
XXVIII. Ibidem.	H, 47 ans	Fracture transversale de la rotule, suture.	5 mois	8 jours	Consolidation complète
XXIX. Ibidem.	H, 62 ans	Milieu de la jambe.	2 mois	45 jours	Consolidation lente.

NOMS des AUTEURS	Sexe, Age	NATURE de la FRACTURE	Ancienneté	Durée du traitement	RÉSULTATS OBTENUS
XXX. Ibidem.	H. 20 ans	Simple, 1/3 inférieur de la cuisse.	11 mois	21 jours	Résultat négatif.
XXXI. Chapellier. (Observations recueillies dans le service du professeur Poncet.)	H. 55 ans	Simple, 1/3 moyen de la jambe.	56 jours	10 jours	Consolidation complète
XXXII. Ibidem.	F. 58 ans	Fracture extra-capsulaire du col du fémur.	30 jours	12 jours	Consolidation complète
XXXIII. Ibidem.	H. 17 ans	Résection du genou.	50 jours	12 jours	Consolidation complète
XXXIV. Ibidem.	F. 46 ans	Fracture diaphysaire de la jambe.	21 mois	2 mois	Consolidation complète
XXXV. Ibidem.	H. 45 ans	Compliquée, extrémité inférieure du péroné.	67 jours	12 jours	Consolidation complète
XXXVI. Ibidem.	F. 35 ans	Bi-malléolaire.	3 mois	1 mois	Résultat négatif.
XXXVII. Ibidem (1)	H. 40 ans	Compliquée jambe.	5 mois	20 jours	Consolidation complète

Dans ces 37 observations, 32 fois la médication thyroïdienne a donné des résultats positifs, les uns paraissant bien dus exclusivement au traitement, les autres pouvant être attribués aussi à d'autres moyens curateurs employés en même temps. Dans les 5 cas où elle a donné des résultats négatifs, il s'agissait 4 fois de fractures compliquées où la suture des fragments avait dû être pratiquée ou d'ancienne pseudarthrose.

(1) Reclus, *Archives générales de médecine*, t. II, 1898. *Société de chirurgie*, 30 nov. 1898. — Quenu, *Société de chirurgie*, 30 nov. 1898. — Folet (de Lille), *Echo médical du Nord*, 29 juin 1899. — Van Heddeghem, *Thèse de Lille*, 1899. — Lambret, *Echo médical du Nord*, juin 1899. — Ferria, *Gazzetta medica di Torino*, 1899, n° 24, p. 461; et *Presse médicale*, 1899, p. 296, 15 novembre. — Tronchet (de la Rochelle), *Société de chirurgie*, 28 novembre 1899. — Déjace, *Le Scalpel*, 8 octobre 1899, et *Médecine moderne*, 8 nov. 1899. — Guinard, Poirier, Rochard, *Société de chirurgie*, 27 décembre 1899. — Steinlein, *Thèse de Lausanne*, 1899. — A. Ser, La médication thyroïdienne dans les retards de consolidation des fractures. *Thèse de Lyon*, janvier 1900. — E. Chapellier, De la thyro-iodine dans les retards de consolidation. *Thèse de Lyon*, décembre 1900.

Ces résultats négatifs, loin d'infirmer l'efficacité de la méthode, en précisent au contraire les indications.

Il est bien entendu que la substance thyroïde ne peut agir qu'en activant la formation du tissu osseux : il serait absurde de la prescrire dans le cas où une cause locale empêche la consolidation. Que peut faire en effet la thyroïdothérapie dans les cas fréquents où, par exemple, un faisceau musculaire interposé entre les fragments s'oppose à la consolidation ? La médication n'a d'effet qu'en modifiant les déviations des processus biologiques sous l'influence desquels l'ostéogénèse est ralentie.

Beaucoup de ces causes de ralentissement ostéogénique sont inconnues : on voit souvent des sujets robustes, d'une santé florissante, dont les os ne se soudent pas ou se soudent très lentement.

Que de causes de non-consolidation n'a-t-on pas cataloguées! La chlorose, la grossesse, l'allaitement, les intoxications industrielles, l'alcoolisme, la syphilis, les maladies infectieuses, le rachitisme, les diabètes et surtout la phosphaturie, etc. Eh bien! si on se reporte à ce que nous avons dit précédemment du rôle du corps thyroïde dans l'économie, on voit que, dans ces états divers, la glande offre une insuffisance ou une altération de la sécrétion. La chlorose, la grossesse, la lactation correspondent à une hypothyroïdie. Capitan a guéri des chloroses rebelles par la thyroïdothérapie, qui active aussi la sécrétion lactée. Les intoxications de toute sorte produisent certains de leurs effets sur l'organisme en portant leur premier effet sur le corps thyroïde, ainsi que le prétend Hertoghe en ce qui concerne l'évolution de la croissance.

Etant admises ces vues nouvelles, on conçoit que l'hypothyroïdie ou la dysthyroïdie dont relèvent les états généralement signalés comme causes de non-consolidation des fractures soient justiciables de l'opothérapie thyroïdienne.

Dans les sept observations qui nous sont personnelles, les sujets ne présentaient en apparence aucune des causes provocatrices du retard de consolidation. Il faut noter pourtant que l'un, celui de l'observation II, était un dégénéré présentant des aberrations du sens génital (exhibitionniste de Lasègue), et qu'un autre (obs. V) était un lypémaniaque héréditaire. Ne peut-on pas admettre que, chez certains cérébraux, l'ostéogénèse soit entravée? Et aussi nous verrons plus loin que la médication thyroïdienne a donné des résultats remarquables dans certaines psychoses.

Il serait intéressant de savoir comment un fracturé qui aurait nettement des signes d'insuffisance thyroïdienne réparerait sa lésion ; comment les myxœdémateux, par exemple, guérissent leur fracture. Vauverts(de Lille) a fait une enquête sur ce sujet auprès des médecins spécialement placés pour observer des hypothyroïdiens (pays à goîtres et à myxœdème). Les résultats de cette enquête ont été peu instructifs : la seule vraie conclusion à en tirer est que, sur cette question neuve, l'attention des praticiens a été insuffisamment attirée pour qu'un avis puisse être formulé (1). On ne connaît donc pas d'observations se rapportant à un myxœdémateux ayant eu une fracture à réparer. Le seul fait qui peut être intéressant à ce point de vue est mentionné par Quénu (2). Il s'agit d'une femme atteinte des accidents du myxœdème à la suite d'une extirpation complète du corps thyroïde pratiquée deux ans auparavant pour un goître exophtalmique, qui se fit une fracture bimalléolaire. Cette fracture se consolida en six semaines, probablement parce que cette malade usait régulièrement de capsules de thyroïdine.

Il serait intéressant aussi de vérifier au moyen d'expérien-

(1) Vauverts, *Des fractures chez les hypothyroïdiens. Nord médical*, 15 janvier 1901 ; et *Bulletin médical*, 1901, p. 151.
(2) Quénu, *Société de chirurgie*, 30 novembre 1898.

ces sur les animaux : 1° Comment les animaux éthyroïdés consolident leur fracture. Nous savons par les recherches de Hanau et de Steinlein que chez eux la formation, l'accroissement et la résorption définitive du cal se font d'une façon défectueuse, moins bien que chez les animaux normaux.

2° Si ces mêmes animaux thyroïdectomisés consolident mieux leur fracture quand on leur injecte du liquide thyroïdien. Steinlen nous promet des expériences dans ce sens. Veillon (de Toulouse) les a faites et conclut que les injections thyroïdiennes ne paraissent atténuer que faiblement le retard apporté dans la consolidation par l'état stumiprive (1).

3° Si, sur des animaux normaux auxquels on a pratiqué des fractures, les injections thyroïdiennes hâtent la formation du cal. Carrière et Vauverts (2) prétendent que le résultat est peu sensible. Des expériences entreprises dans le service de M. Ollier par MM. Gayet et Ser n'ont pu être poursuivies assez longtemps pour fournir une conclusion.

Fractures sans retard de consolidation. — Sur ce dernier point, l'opothérapie thyroïdienne, appliquée à la chirurgie, a fourni quelques données. La thyroïdothérapie a été employée en effet dans le but de hâter la consolidation des fractures ordinaires.

Depuis longtemps, j'ai songé bien des fois à administrer systématiquement la substance thyroïdienne à toutes les fractures que j'aurais à traiter. Ce n'est en effet qu'en expérimentant sur un grand nombre de cas, et en prenant une moyenne, qu'on peut se faire une idée juste des effets de la méthode, car rien n'est plus variable que le temps que mettent à se consolider deux fractures se présentant dans des conditions semblables en apparence.

(1) Veillon, *Thèse de Toulouse*, 1896.
(2) Carrière et Vauverts, *Presse médicale*, 1900, n° 45.

Mais ici, la mise en œuvre de l'expérimentation est plus difficile à faire accepter, on le comprend, par le blessé que dans les cas de consolidation tardive; le praticien lui-même doit naturellement mettre moins d'insistance à conseiller la méthode.

J'étais pourtant autorisé à multiplier mes essais par les heureux résultats que j'ai obtenus dans trois cas où l'opothérapie fut appliquée dès les premiers jours de la fracture.

Un enfant de 10 ans se fait une fracture du tiers inférieur du fémur. L'appareil de Hennequin est appliqué dès le lendemain et le même jour on donne trois cuillerées à café de liquide thyroïdien dont l'usage est continué pendant 10 jours consécutifs. A ce moment, on constate que le siège de la fracture n'est plus douloureux.

Le membre est sorti de l'appareil, l'enfant le soulève facilement ; on reconnaît la formation d'un cal solide. Par mesure de précaution, l'enfant est encore maintenu au lit pendant 10 jours, après lesquels il marche sans difficulté.

Un homme de 30 ans se fracture le tiers inférieur de la jambe gauche. Appareil plâtré ordinaire ; trois grandes cuillerées à bouche de liquide thyroïdien, consolidation complète avec cal indolore le 23ᵉ jour. Le blessé se lève et marche assez facilement avec un bâton, sans appareil.

Homme de 40 ans; fracture du 1/3 inférieur de la jambe, gonflement notable avec phlyctènes. Mise en appareil plâtré cinq jours après l'accident. Trois cuillerées à bouche de liquide thyroïdien. Consolidation parfaite au 27ᵉ jour de l'accident.

Des essais du même genre ont été faits par d'autres auteurs.

Lambret cite un cas de fracture de la jambe gauche et fracture de la cuisse droite où la consolidation se fit dans les deux membres en 18 jours ; un second cas de fracture de jambe consolidée en 17 jours; enfin un troisième cas de fracture de jambe où l'action du traitement ne parut donner aucun résultat.

Déjace, dans une fracture de jambe, a vu le blessé marcher sur un membre solide le 17e jour.

Kottmann n'a observé aucun effet hâtif de consolidation dans plusieurs cas de fractures ordinaires.

Dans les hôpitaux de Lyon (services de Poncet, Jaboulay, Gangolfe), d'assez nombreux essais ont été faits, ainsi que le rapporte E. Chapellier dans sa thèse si complète et si documentée. La consolidation a paru s'effectuer quelquefois hâtivement, et toujours dans le délai minimum. On a même remarqué deux fois ce fait curieux : la consolidation a bien marché pendant qu'on administre le médicament, puis le cal rétrocède quand on le cesse, et ainsi à deux ou trois reprises.

Quoique, au total, ces résultats soient plutôt satisfaisants, je ne pense pas que, dans les fractures, la thyroïde doive être donnée dès le début, systématiquement, sans indication, et l'indication, c'est précisément le retard de la consolidation. Dans tout retard de consolidation, sans cause locale, on doit toujours soupçonner l'hypothyroïdie du sujet et dès lors l'opothérapie a sa raison d'être.

Mais si la glande thyroïde fonctionne normalement, l'ingestion du suc thyroïdien sera-t-elle utile et toujours inoffensive ? Ne pourra-t-elle pas être nuisible en introduisant dans l'économie un excès de thyroïdine ? Il ne faut pas oublier que le suc thyroïdien provoque l'accélération des échanges organiques, avec prédominance habituelle de la dénutrition ; qu'il augmente l'excrétion des phosphates non seulement dans les urines (Roos, Canter), mais encore dans les fèces (W. Scholz), au point de constituer un véritable diabète phosphatique intestinal. Il faut se rappeler aussi que le traitement thyroïdien intensif peut amener des déformations osseuses (Bourneville, Telford Smith). En un mot, il convient d'en revenir toujours à cet axiome: la médication thyroïdienne n'a d'action que quand il y a hypothyroïdie évidente ou latente, et, dans les cas dont il s'agit, c'est le retard de la consolidation qui seul peut faire soupçonner l'hypothyroïdie.

Pour ces raisons, je crois que la thyroïdothérapie appliquée systématiquement dans les fractures ordinaires, en vue d'en hâter la consolidation, n'est pas rationnelle et ne peut avoir pour effet que de compromettre la méthode que nous jugeons au contraire si efficace dans les retards de consolidation.

Je me suis souvent demandé comment agirait la *médication hypophysaire* dans ces cas de consolidation retardée des fractures. Deux fois, j'ai essayé de substituer à la substance thyroïde la substance de l'hypophyse, mais j'ai dû renoncer à ces essais par la difficulté de me procurer une assez grande quantité de glandes pituitaires. Je me propose pourtant de reprendre prochainement ces essais.

4° TROUBLES TROPHIQUES DES OS (*ostéomalacie, arthrite déformante, etc.*).

. La thyroïdothérapie a donné quelques résultats, mais peu marqués, entre les mains de Fehling, Jolly, Senator, dans l'*ostéomalacie* (1). L'ostéomalacie est, en effet, une maladie qui relèverait d'un trouble trophique dont le point de départ serait l'ovaire et l'on connaît les relations de la glande thyroïde avec les organes génitaux de la femme. Les glandes génitales et la thyroïde exercent également une action sur le développement du squelette.

(1) Senator, *Soc. de médecine de Berlin*, janvier 1897. — Jolly, *Soc. de méd. de la Charité de Berlin*, décembre 1899.

OSTÉOMALACIE, RACHITISME

Le *rachitisme* a été traité, sans grand succès du reste, par Heubner (1).

D'après Revilliod (2), certaines dystrophies osseuses et articulaires, désignées comme étant rhumatoïdes, rentrent probablement dans la catégorie des dystrophies thyroïdiennes. Lancereaux (3) a traité avec succès par les préparations thyroïdiennes toute une série d'arthropathies paraissant dues à un ralentissement de la nutrition. Claisse (4), par le même traitement, a amélioré des polyarthrites déformantes.

(1) Heubner, *14e Congrès allemand de méd. interne*, à Wiesbaden, avril 1893.
(2) Revilliod, Le thyroïdisme et ses équivalents pathologiques. *Semaine médicale*, 1895, p. 205.
(3) Lancereaux, *Académie de médecine*, 3 janvier 1899.
(4) Claisse, *Soc. méd. des hôpitaux*, 20 janvier 1899. — Viala, Traitement thyroïdien du rhumatisme. *Thèse de Bordeaux*, 1901.

CHAPITRE IV

THYROIDOTHÉRAPIE INDIRECTE (suite)

Sommaire. — *b*) Système génital (*métrorragies, retards de la puberté, etc*). — *c*) Système nerveux (*psychoses, tétanie, myopathie progressive, paralysie agitante*). — *d*) Échanges intra-organiques (*obésité, diabète*).

b) SYSTÈME GÉNITAL

Nous avons exposé dans la première partie de cet ouvrage (p. 85) les relations existant entre la thyroïde et le système utéro-ovarien.

Nous avons vu que les faits qui établissent ces relations sont réunis entre eux par des liens assez lâches et assez élastiques. Le professeur A. Gautier (1) a resserré ces liens en étudiant d'une façon plus approfondie la véritable nature de ces rapports entre le corps thyroïde et les organes génitaux.

Après avoir constaté, ainsi que nous l'avons déjà dit, que la protéide arsénicale n'existe nulle part ailleurs que dans le corps thyroïde et les organes atteints par la cachexie strumiprive (thymus, cerveau, peau, glande pituitaire), lesquels sont aussi les plus riches en iode, le savant professeur fut amené à rechercher la présence de ces deux substances dans le sang menstruel.

Il découvrit que ce liquide contient en effet de l'iode et de l'arsenic. Il en conclut que les protéides thyroïdiennes, iodée et arsenicale, qui activent la vie générale et la reproduction

---

(1) A. Gautier, Les fonctions menstruelles et le rut des animaux. Rôle de l'arsenic dans l'économie. *Académie de médecine*, 7 août 1900.

des tissus, se détournent périodiquement vers les organes génitaux femelles qui les utilisent pour le développement du fœtus, s'il y a eu fécondation, ou qui les rejettent au dehors dans le cas contraire. Chez le mâle, ces protéides seraient plus particulièrement attirés à la peau qui les utilise à la pousse des cheveux, des poils et des autres produits épidermiques, qui sont surtout brillants et abondants au moment du rut.

Ainsi, conclut A. Gautier, s'éclairent l'origine, le mécanisme et le but de la fonction menstruelle qui n'avaient pas reçu jusqu'ici d'explication suffisante, aussi bien que les relations existant entre le fonctionnement génital, celui de la thyroïde et celui de la peau.

L'emploi de la médication thyroïdienne est donc bien indiqué dans les troubles de la zone utéro-ovarienne.

L'action produite sur les organes génitaux pelviens est considérée comme une action inhibitrice, anémiante, vasoconstrictive et se traduit par la diminution progressive du sang épanché pendant la menstruation.

Le suc thyroïdien peut donc être conseillé dans les **ménorragies profuses**, celles surtout qu'on constate chez certaines jeunes filles au moment de la puberté. Je l'ai prescrit avec un réel succès à une jeune fille de 22 ans, atteinte depuis quatre ans de pertes mensuelles tellement abondantes et si prolongées qu'elle « était à peine huit jours par mois sans être baignée dans un flot de sang ». Trois cachets contenant 0,25 centigr. d'iodothyrine de Bayer lui furent donnés par jour, pendant 15 jours par mois. Après trois mois de ce traitement, les pertes ont si notablement diminué que la jeune fille, quoique perdant encore beaucoup, se considère comme étant guérie.

Dans les **métrorragies de la ménopause**, surtout quand

elles ne sont pas liées à une métrite hémorragique, des succès remarquables sont également obtenus.

Cette action inhibitrice du molimen congestif utéro-ovarien peut se traduire par des effets plus imprévus encore. On cite des observations d'**hyperplasies utérines**, de myomes, de fibro-myomes qui ont rétrocédé sous l'influence du traitement thyroïdien et pour lesquelles les interventions chirurgicales habituelles ont pu être évitées.

Mais, par contre, cette action inhibitrice peut avoir des dangers. Jouin a vu une hématocèle se produire par la suppression brusque du flux menstruel chez des femmes soumises au traitement thyroïdien pour leur obésité et qui n'en suspendaient pas l'emploi au moment des règles (1).

D'après Hertoghe, le suc thyroïdien exalte les **fonctions mammaires**. De là, l'action favorable de la thyroïdine chez les nourrices qui voient diminuer leur lait et revenir leurs règles. Jusque-là, cette médication a été plutôt théorique que pratique; il ne semble pas qu'elle ait été souvent appliquée par d'autres médecins.

La **chlorose**, qui se rattache à la fonction utéro-ovarienne, a été traitée aussi par les préparations thyroïdiennes (Ewald, Capitan) (2). Dans la chlorose, d'après Hayem(3) et Moriez(4), le corps thyroïde est assez rarement normal : il est presque toujours plus ou moins hypertrophié. Cette hypertrophie glandulaire est souvent accompagnée, chez les chlorotiques, d'excitabilité cardiaque, de troubles cardio-vasculaires, d'émotivité, de tremblement, d'équilibre instable des fonctions nerveuses, etc., de sorte qu'à voir superficiellement, on serait

(1) Jouin, Médication thyroïdienne contre les états congestifs des organes utero-ovariens. *Congrès de Moscou*, août 1897.
(2) Capitan, La chlorose thyroïdienne. *Soc. de biol.*, 18 décembre 1897, et 9 juillet 1898.
(3) Hayem, Chlorose et goitre exophtalmique. *Médecine moderne*, 1897, p. 479.
(4) Moriez, La chlorose. *Thèse d'agrégation*, 1880, Paris.

tenté de conclure que « la plupart des chlorotiques sont en même temps basedowiennes ». D'après Hayem, à côté des chloroses sans thyroïdation, il y aurait des chloroses avec légère thyroïdation (chlorose vulgaire avec son cortège névrophatique habituel), des chloroses avec thyroïdation assez accentuée pour constituer le syndrome de Basedow atténué, enfin, plus exceptionnellement, des chloroses avec vraie maladie de Basedow.

Si à ces malades, atteintes d'une véritable *chlorose thyroïdienne* et soignées inutilement depuis longtemps au moyen des médications ordinaires de la chlorose, on prescrit une solution iodo-iodurée un peu forte, on constate souvent une amélioration considérable et rapide de tous les symptômes. Mais il y a plus : lorsqu'à de telles malades on administre exclusivement l'iodothyrine, on voit les phénomènes de chlorose s'amender ainsi que ceux du basedowisme et disparaître presque complètement après un traitement de quatre à cinq semaines (Capitan).

Ewald prétend qu'en général le traitement thyroïdien fait merveille chez les chlorotiques.

La médication thyroïdienne a donné d'excellents résultats dans les **retards de la puberté** qui accompagnent souvent, du reste, les retards de la croissance. L'hypertrophie de la thyroïde, qui est si souvent chez les jeunes filles le premier signal du réveil de la puberté, n'est pas une simple coïncidence ; mais l'activité thyroïdienne est nécessaire à l'évolution des phénomènes sexuels.

Les sujets à puberté retardée se présentent sous des aspects très variés que Brissaud (1) a réunis sous deux types: l'un, l'infantile dysthyroïdien ou myxœdémateux fruste; l'autre, l'infantile type Lorrain ou faux infantile. Eh

(1) Brissaud, Leçons sur les maladies du système nerveux, 2ᵉ série. Paris, 1899.

bien! tous ces sujets : infantiles du type Lorrain, maigres, élancés, graciles, immobilisés dans une perpétuelle adolescence, — certains obèses eunuchoïdes à face arrondie, à graisse exubérante, à développement génital nul, — d'autres sujets encore, des efféminés, des gynécomastes à sexe indifférent, — certains nains avec ou sans chondrodystrophie, — en résumé des sujets de tout genre, à dévelopement retardé ou anormal, ont pu, par le traitement thyroïdien, renaître à la normale virilité.

D'après Appert (1), le corps thyroïde peut agir comme excitant de la sécrétion interne du testicule, de même qu'il agit sur les fonctions des autres tissus. Cet auteur cite plusieurs observations de *cryptorchidie* disparaissant à la suite du traitement. La migration du testicule a pu se produire sous l'action de la mise en train de la sécrétion testiculaire et de la reprise de la croissance.

La médication a réussi également dans quelques cas *d'impuissance génésique* (Poncet et Rivière) (2). Inversement on a signalé quelquefois l'agénésie sous l'influence du thyroïdisme, comme cela existe chez les basedowiens : d'où le conseil de donner les préparations thyroïdiennes pour calmer l'excitation génésique (Conche).

c) **SYSTÈME NERVEUX** (*aliénation mentale, tétanie, paralysie agitante*).

L'existence de phénomènes nerveux dans le myxœdème,

---

(1) Appert, Traitement thyroïdien de l'infantilisme et de la cryptorchidie. *Bulletin médical*, 1901, p. 349 ; — *Société de pédiatrie*, 14 mars 1901. — P. Marie, Myxœdème fruste ou infantilisme. *Société méd. des hôpitaux*, 7 et 14 mars 1902. — Appert, Les enfants retardataires, un vol. in-12; *Actualités médicales*, 1901, et *Journal de méd. et de chir. pratiques*, 1902, p. 81. — M. Breton, *Thèse de Lille*, 1901.

(2) Poncet et Rivière, Thyroïdine et impuissance génésique. *Soc. de méd. de Lyon*, avril 1898.

le crétinisme et le goître exophtalmique, fait pressentir qu'en dehors de ces états, certaines *maladies nerveuses* peuvent être sous la dépendance des déviations fonctionnelles du corps thyroïde.

Prenons, par exemple, les maladies nerveuses qui se combinent primitivement ou secondairement avec le goître exophtalmique ; les plus importantes sont des vésanies diverses, l'épilepsie, l'hystérie, le tabès, la syringomyélie, la sclérodermie, la chorée. Eh bien, toutes ces névroses, qui relèvent en général d'une infection ou d'une intoxication, ne peuvent-elles pas, en certaines circonstances, avoir une origine thyréogène? L'intoxication thyroïdienne ne peut-elle pas provoquer l'épilepsie et l'hystérie ? Ne peut-elle pas produire le tabès tout comme la toxine syphilitique ou parasyphilitique? Ne peut-elle pas agir sur la substance grise périépendymaire et y entretenir un état d'irritation chronique d'où résultera la syringomyélie? Ne peut-elle pas engendrer la chorée, puisque la chorée est une névrose de provenance infectieuse, mise en train par des toxines variées, telles que la rhumatismale, la puerpérale, la scarlatineuse, etc. ? Enfin cette intoxication thyroïdienne ne peut-elle pas, comme le plomb, l'alcool et toute la série des produits d'auto-intoxication, donner naissance à la folie et à la dégénérescence mentale ?

En ce qui concerne les troubles nerveux dus à l'hypothyroïdie, ils sont assurément d'une grande fréquence. Mordet (du Mans), examinant la glande thyroïde par le simple palper chez 150 sujets (débiles, imbéciles, idiots simples, idiots complets), a trouvé sur 35 simples débiles une atrophie plus ou moins prononcée de la glande dans 11 0/0 des cas; sur 40 imbéciles, dans 22 0/0 ; sur 38 idiots simples, dans 27 0/0 ; enfin sur 37 idiots complets, dans 50 0/0.

Il existe donc, à n'en pas douter, une relation de cause à

effet entre le bon fonctionnement de la glande thyroïde et celui du système nerveux. La thyroïde n'a pas sur ce système une simple action sympathique ou réflexe, comme par exemple l'ovaire et l'utérus, mais elle a une influence directe et intime sur le développement d'abord, la nutrition ensuite, des cellules nerveuses.

Ce sont surtout les **vésanies** diverses qui ont paru justiciables du traitement thyroïdien.

Macphail et Bruce ont les premiers traité par la thyroïdothérapie les diverses formes de l'**aliénation mentale**. L'action exercée sur l'état mental a été fort variable suivant les cas : tantôt elle se traduisait par une dépression psychique plus ou moins prononcée, tantôt les malades devenaient émotifs et irritables. Quant aux résultats définitifs obtenus, ils auraient été vraiment remarquables, puisque, au dire de ces auteurs, sur 30 sujets, 14 ont guéri et 7 ont été notablement améliorés. Dans les cas graves et améliorés, il s'agissait de formes variées de l'aliénation mentale, telles que manie, mélancolie, folie chronique et psychoses diverses, survenues sous l'influence de l'état puerpéral, de l'allaitement, etc.; chez plusieurs de ces sujets, l'affection était d'ancienne date et avait résisté à tous les traitements antérieurs.

Nous ferons remarquer que les vésanies le plus heureusement influencées par le traitement sont celles qui se attachent à des troubles de la sphère génitale.

Après Macphail et Bruce, d'autres ont expérimenté le traitement avec des résultats variables : Rheinhold, Bories, Mairet, Cross, Amaldi, Claisse, etc. (1).

(1) Mordret, *1er Cong. de méd. mentale*, 6 août 1890. — Macphail et Bruce, *The Lancet*, 13 octobre 1894. — Bories, *Thèse de Toulouse*, 1896. — Rheinhold, *Münch. med. Wochens.*, 24 déc 1895. — Cross, *Edinburgh med. Journal*, novembre 1897. — Amaldi, *Rev. experim. di frenat. e di med. leg.*, XXIII, 2, 1897. — Gerver, *Revue de psychiatrie russe*. — Claisse, Traitement thyroïdien de la neurasthénie. *Soc. méd. des hôp.*, 20 janv. 1899. — Devay, *Soc. des sciences méd. de Lyon*, 3 novembre 1897.

De ces essais il résulte que la médication ne doit pas être employée chez tous les aliénés : elle est contre-indiquée, par exemple, dans les cas de manie aiguë où le poids du corps diminue rapidement; en un mot, chaque fois qu'il existe une excitation cérébrale et un processus de dénutrition.

Comme adjuvant à la médication, il est utile d'astreindre les malades à un repos complet au lit.

J'ai employé deux fois la médication thyroïdienne chez des aliénés.

Une première fois, chez une femme de 45 ans, issue d'une mère lypémaniaque et atteinte elle-même de lypémanie avec tendances au suicide. Depuis deux ans, elle est sujette à des métrorragies, de la ménopause et ses accès mélancoliques n'ont, pour ainsi dire, pas disparu depuis ces deux ans. Je lui prescris pendant deux mois, pendant 15 jours par mois, 0,25 centigr. d'iodothyrine. Peu à peu, l'état mélancolique disparut. L'état mental se maintient excellent depuis deux ans.

Chez une autre femme, âgée de 28 ans, également lypémaniaque héréditaire, la médication thyroïdienne, instituée d'une façon méthodique et suivie, n'a donné aucun résultat. La malade a dû être internée dans un asile.

Si le traitement thyroïdien améliore quelquefois les psychoses, il est des cas, paraît-il, où il peut en provoquer l'éclosion. Boinet (de Marseille) (1) rapporte le cas d'un jeune homme soumis à la thyroïdothérapie pour un psoriasis, qui, ayant ingéré dix corps thyroïdes de mouton par jour, présenta bientôt des troubles psychiques caractérisés par du délire de persécution avec confusion mentale, accompagné de tremblement des mains, de palpitations et d'augmentation notable du volume de la glande thyroïde, en un mot de tous les symptômes du basedowisme. Ces accidents se dissipèrent

(1) Boinet, Semaine médicale, 1899, p. 424.

avec la cessation du traitement. Ferrarini (1) rapporte qu'une femme obèse, après avoir absorbé pendant quelque temps et quotidiennement jusqu'à 8 tablettes d'extrait thyroïde de 0,25 cent., présenta aussi de la confusion mentale avec agitation motrice et sensations angoissantes, symptômes qui disparurent dès que la cure thyroïdienne fut supprimée.

L'opération du *thyroïdo-éréthisme* de Poncet, que nous avons classée au début de ce travail comme une des formes de la médication thyroïdienne, a été instituée pour un cas de perversion mentale. Une petite fille, chez laquelle on soupçonnait de l'insuffisance thyroïdienne, présentait des symptômes de perversion mentale, kleptomanie, onanisme, etc. Poncet pratiqua sur elle cette opération qui consiste à insérer dans chacun des lobes thyroïdiens un fragment d'ivoire aseptique, afin de créer dans la glande une sorte d'irritation permanente qui en stimulerait la sécrétion. Sous l'influence de ces corps étrangers qu'on avait soin de presser, de froisser de temps en temps par des frictions du cou, par une sorte de massage thyroïdien, l'intelligence s'est éveillée, puis développée peu à peu.

Cette tentative de Poncet, quoique couronnée de succès, n'a pas eu d'imitateurs, que nous sachions. Cela tient sans doute à ce qu'elle constitue une opération qui ne paraît pas être peut-être sans danger ; mais ne serait-elle pas susceptible de revêtir une allure moins chirurgicale ? Réveiller par des moyens excitants la sécrétion du corps thyroïde, tel est le but de cette forme de la médication thyroïdienne : on peut donc concevoir que de simples manipulations s'exerçant sur le corps thyroïde auraient peut-être un certain effet pour exciter sa sécrétion (2).

(1) Ferrarini, *Riforma medica*, 1899, vol. IV, n° 57, p. 675 ; et *Presse médicale*, 1900, n° 20, p. 124.
(2) Poncet, Opération du thyroïdo-éréthisme. *Lyon médical*, 1893,

En dehors des troubles psychiques, la thyroïdothérapie a eu peu d'applications, dans le domaine des maladies du système nerveux.

La **tétanie**, qui, comme on le sait, est un accident observé à la suite de la thyroïdectomie totale, semblait, pour cette raison, devoir être justiciable de la thyroïdothérapie. Il n'en est rien; la médication semble plutôt aggraver les syndromes tétaniques, de quelque nature qu'ils soient. Schulz et Lévy-Dron (1) citent pourtant chacun un cas traité avec succès.

Lépine d'abord et Egger ensuite (2) ont obtenu chacun un succès dans un cas de **myopathie progressive**, comme si l'accentuation du mouvement dénutritif que provoque la médication thyroïdienne avait produit, par suite d'un changement d'orientation, la rénovation de la fibre musculaire.

En suite des recherches que je poursuis depuis longtemps sur la **paralysie agitante** (3), j'ai été amené à essayer la cure thyroïdienne dans cette affection. Tout d'abord, j'ai pratiqué des injections de suc musculaire et les résultats que j'ai obtenus ont été à peu près nuls. Je pensais que l'ingestion du suc thyroïdien me donnerait des résultats plus satisfaisants.

Les lésions de la fibre musculaire, ainsi que nous l'avons vu précédemment (p. 76), sont fréquentes dans les maladies relevant du corps thyroïde, dans le goitre exophtalmique (Lemke). D'autre part, dans deux mémoires, j'ai cherché à établir que la paralysie agitante doit être considérée comme la manifestation de troubles apportés à l'élasticité du muscle, troubles résultant d'une auto-intoxication.

t. II, p. 258; 1896, 16 février, p. 231. — Ravé, *Thèse de Lyon*, 1894. — Austin, Troubles psychiques d'origine thyroïdienne et leur traitement chirurgical. *Thèse de Lyon*, 1897.
(1) Schulz, *Wien. med. Blatt.*, 7 juin 1900, et *Médecine moderne*, 1900, p. 395. — Lévy Dron, *Thérap. Monatsch.*, fév. 1896.
(2) Lépine, *Lyon médical*, 1896, 2°, p. 35. — Egger, *Arch. für Psychiatrie*, XXIX, 2, p. 418.
(3) G. Gauthier (de Charolles), Considérations sur la Paralysie agitante. *Lyon médical*, 26 août et 2 sept. 1888. — *Ibidem*, 20 et 26 octobre 1895.

La maladie de Basedow (névrose de la colère figée) et la maladie de Parkinson (névrose de la terreur figée) ont de nombreux traits de ressemblance et se voient assez souvent associées, de même qu'on voit le myxœdème, qui coexiste fréquemment avec la maladie de Basedow, s'associer aussi, quoique plus rarement, avec la maladie de Parkinson (Luzzato, Frenkel, Möbius) (1).

En présence des lésions imprécises et douteuses du système nerveux dans la paralysie agitante, il y a donc lieu de soupçonner pour cette affection un trouble du chimisme analogue à celui qui existe dans la maladie de Basedow et le myxœdème.

Dans les cas de paralysie agitante où j'ai fait la cure thyroïdienne, je suis arrivé à des résultats qui offrent un certain intérêt.

I. — Femme, âgée de 53 ans, très laborieuse, assez nerveuse, mais sans antécédents familiaux bien notables. A longtemps vécu dans un logement humide. Donne pour cause à sa maladie une chute sur le côté droit. Malade depuis cinq ans. Raideur très marquée; douleurs rhumatoïdes intenses. Le tremblement est plus fort à droite. Rétropulsion très pénible dans la marche. Urines irrégulières comme quantité; sucre de 25 à 30 grammes par litre. Insomnie causée par la chaleur cutanée subjective. Abolition des réflexes patellaires.

Deux cuillères à bouche d'extrait thyroïdien par jour, pendant un mois. On ne constate aucun changement dans l'état de la malade, si ce n'est que la quantité du sucre a augmenté dans les urines.

Après 15 jours de répit, le traitement est repris pendant trois semaines. La malade déclare beaucoup moins souffrir de ses douleurs rhumatoïdes; elle paraît aussi être moins rigide et le mouvement de rétropulsion a notablement diminué. Le mieux ne s'est pas maintenu après la cessation du traitement.

II. — Chez un homme, atteint de paralysie agitante depuis deux

(1) Pfeiffer et Scholz, Echanges intra-organiques dans la paralysie agitante et effets de la médication thyroïdiennes. *Deut. Arch. f. klin. Med.*, 1899, LXIII, 3-4.

ans seulement, le début de la maladie étant relativement de date récente, on pouvait espérer que le traitement thyroïdien aurait peut-être plus de chance de réussite; mais ce traitement fut mal supporté. Le malade était encore plus agité et ne pouvait rester en place; l'insomnie devint totale.

La dose de deux cuillères à bouche d'extrait dut être réduite à trois cuillères à café. A cette faible dose on put noter pendant quelque temps une diminution des douleurs et de la raideur musculaire; mais ce résultat fut fugitif et la maladie ne tarda pas à progresser: la rigidité surtout devint excessive.

III. — Une demoiselle, âgée de 50 ans, ayant commencé à trembler et à devenir raide, il y a dix ans, est arrivée actuellement à la cachexie parkinsonienne complète. Elle déclare être soulagée de ses douleurs et être plus libre de ses mouvements, chaque fois qu'elle prend de l'iodothyrine pendant quelques jours consécutifs. Ce n'est pas le fait d'une suggestion; car, l'iodothyrine ayant été remplacée dans les cachets par une poudre inerte, la malade a déclaré n'être pas soulagée.

Si insuffisants que soient les résultats obtenus dans ces trois cas, ils méritaient d'être signalés, surtout parce qu'il s'agit d'une maladie où tout remède est impuissant.

La **Chorée** a été traitée quelquefois, mais avec peu de succès, par la thyroïdine.

L'**Eclampsie** a pu être considérée, dans certaines circonstances, comme relevant de l'hypothyroïdie. Pendant la grossesse, la sécrétion tyroïdienne peut devenir insuffisante au point de provoquer une auto-intoxication se traduisant par des crises d'éclampsie. Hergott rapporte une observation confirmative de cette hypothèse (1).

d) OBÉSITÉ ET DIABÈTE.

L'adipose et l'obésité, quand elles ne tiennent pas à un

---
(1) Hergott, Hypothyroïdie et parturition; accès d'éclampsie sans albuminurie, *Société obstétricale de France*, 9e session, tenue à Paris du 3 au 5 avril 1902; *Bulletin médical*, 1902, p. 343.

excès de l'alimentation, mais à un ralentissement des échanges organiques, doivent être fréquemment considérées comme l'indice d'une sécrétion thyroïdienne ralentie, de même que la maigreur, la maigreur idiopathique, peut être le signe d'une sécrétion exagérée ou dénaturée. Témoins les crises d'amaigrissement qu'on constate souvent dans le cours de la maladie de Basedow.

C'est après avoir vu l'effet de la médication thyroïdienne sur les myxœdémateux qu'on pensa à l'essayer chez les obèses ; de ce que les premiers maigrissent à vue d'œil par son emploi, on en conclut qu'il en serait de même des seconds.

Barron et Putnam ont essayé les premiers l'emploi du liquide thyroïdien contre l'obésité, et actuellement, on dehors du traitement diététique, il n'est pas de médicament donnant de meilleurs résultats. Le traitement de l'obésité a été, jusqu'à présent, un vaste champ d'expérimentation pour la médication thyroïdienne (1).

Le processus de la désintégration adipeuse par la thyroï-

(1) Putnam, *American Transactions*, vol. VIII. — Leichtenstein et Wendelstadt, *Deutsch. med. Wochens.*, 13 déc. 1894. — Bruns, *Ibidem*, 1894, n° 41. — Y. Davies, *Brit. med. Journ.*, 7 juin 1894. — Charrin et Roger, *Soc. de Biologie*, 29 déc. 1894. — Mackensie, *Brit. med. Jour.*, 21 juillet 1894. — Arnozan, *Jour. de méd. de Bordeaux*, 2 déc. 1894. — Rendu, *Soc. de méd. des hôp.*, 8 déc. 1895. — Ewald. *Berlin. klin. Wochens.*, 1895, n° 3. — Maragliano, *Gaz. degli Osp.*, 1896, n° 101. — Von Noorden, *Zeitsch. f. prak. Aertze*, 1er janv. 1896. — Fournier, *Thèse de Paris*, 1896. — Lestoquoy, *Thèse de Lille*, 1896. — Hennig, *Munch.med. Wochens.*, 1898, n° 14. — Selesinger, *Club méd. de Vienne*, 12 janvier 1897. — Gluzinski et Lemberger, *Centralblatt f. inn. Med.*, 30 janvier 1897. — Zinn, *Berlin. klin. Woch.*, 1897, n° 27. — Affanasieff, *Klin. Ther. Wochens.*, 1898, n° 6. — Grawitz, *Münch. med. Wochen*, 1896, n° 14. — Oertel, *Therap. monatschrift*, mai 1897. — Bettmann, *Berlin. klin. Wochens.*, 14 juin 1897. — Szolloesy, *Ungar. med. Press*, 18-25 juillet 1898. Schiodte, *Journ. des praticiens*, 1890, n° 44. — Weiss, *Wien. med. Woch.*, 1898, n° 41. — Burghart, *Soc. méd. int. de Berlin*, 10 juillet 1899. — Braoudé, *Thèse de Paris*, 1901. — Debove, *Acad. de méd.*, 6 mars 1900. — Ebstein, *Deut. med. Wochens.*, 1899, n°s 1-2. — Kisch, *Wien. med. Press*, 15 fév. 1899. — Leven, *L'obésité. Thèse de Paris*, 1901. — Chauffard, *Presse médicale*, 24 mars 1898. — Carrière, *Nord médical*, 1er nov. 1901. — Briquet (d'Armentières), *Journal de médecine et de chirurgie pratiques*, 25 déc. 1901.

dothérapie n'est pas toujours le même. Tantôt, cette désintégration se produit rapidement, pouvant aller jusqu'à une perte de 3 à 4 kilog. par semaine. Rendu a rapporté l'observation d'une fillette de 15 ans, du poids de 100 kilog., qui, pendant 2 mois, ayant pris de la glande thyroïde, maigrit de 32 kilog à la fin de l'année. Tantôt — ce qui est le plus fréquent — la diminution se fait plus lentement, avec une perte hebdomadaire d'une ou deux livres.

Dans les cas de perte rapide, les phénomènes habituels de thyroïdisme se manifestent souvent. C'est ce que j'ai observé pour un obèse de petite taille du poids de 120 kilog., chez lequel une dose quotidienne de 3 à 5 gr. de glande fraîche pendant deux mois amena une diminution de poids de 15 kilog. Des symptômes d'intolérance se manifestèrent, et, quoique la dose fût réduite à 1 gr., le traitement ne put être continué.

Dans d'autres cas, où j'ai essayé plus ou moins régulièrement la médication, j'ai noté des résultats beaucoup moins rapides. Il n'est pas difficile d'obtenir en quelques semaines une diminution de quelques kilos, mais, pour la plupart des obèses, ce résultat est insuffisant. Dans quelques cas, les résultats ont été absolument nuls.

Tous les cas d'obésité ne sont pas justiciables du traitement thyroïdien. Celui-ci n'agit bien réellement que chez des individus dont l'obésité est en relation avec une insuffisance des fonctions thyroïdiennes et représente une variété du myxœdème fruste. Il triomphe surtout chez les jeunes obèses de courte taille, comme c'était le cas dans l'observation où j'ai obtenu un réel succès.

La perte de poids qui accompagne la médication est la résultante de la diurèse (la plupart des sucs organiques sont diurétiques), de la disparition de la graisse (véritable dégraissage), de la diminution de l'assimilation des graisses (Tika-

nable, de la part d'une certaine quantité de médecins allemands. Nous vous sommes étendu précédemment sur ces divers points de la médication thyroïdienne. Nous rappelerons cependant que, d'après les recherches très récentes de Wendt et Juvet (1), l'amaigrissement se ferait uniquement aux dépens des albuminoïdes et pas du tout des graisses. Ceci a besoin de confirmation.

Assez fréquemment des accidents ont été signalés dans le traitement de l'obésité par la thyroïde. Dans le cas de mort subite rapporté par Chauffard, il s'agissait d'un homme de 32 ans, atteint d'obésité et d'arthrite, qui dans le cours du traitement, présenta des accidents cardiaques; il avait maigri de 11 kilos, dans les 15 premiers jours.

Le traitement demande donc à être surveillé de près. Le mieux sera de commencer la cure par le régime, l'exercice; après une réduction relative du poids, thyroïdiser lentement le malade une semaine sur deux, en alternant avec les sels de Carlsbad. Réglé de cette façon, peu intensif, jamais prolongé, le traitement thyroïdien est ordinairement bien supporté.

Le traitement thyroïdien a été aussi employé contre les tumeurs graisseuses, les lipomes; il serait peut-être utile pour diminuer ces énormes lipomes dont l'extirpation constitue parfois une grosse opération (2).

Ces accumulations locales de graisse semblent se trouver quelquefois sous la dépendance de troubles de la fonction du corps thyroïde. Ainsi, cette maladie de description récente, l'adiposa dolorosa ou *maladie de Dercum*, qui est considérée par quelques-uns, à tort ou à raison, comme une forme fruste de myxœdème (3).

(1) Wendt et Juvet, *Les effets généraux du traitement thyroïdien*, Société de Biologie, 15 avril 1895.
(2) Gilles de la Tourette, *Du traitement thyroïdien contre les lipomes*, *La médecine moderne*, 1895.
(3) Dercum, Hirsch, Spiller, *Adipose douloureuse*. Semaine médicale.

nadzé), de la perte d'une certaine quantité de matières albuminoïdes. Nous nous sommes étendu précédemment sur ces divers points de la médication thyroïdienne. Nous ajouterons cependant que, d'après des recherches très récentes de Widal et Javal (1), l'amaigrissement se ferait uniquement aux dépens des albuminoïdes et pas du tout des graisses. Ceci a besoin de confirmation.

Assez fréquemment des accidents ont été signalés dans le traitement de l'obésité par la thyroïde. Dans le cas de mort subite rapporté par Chauffard, il s'agissait d'un homme de 31 ans, atteint d'obésité héréditaire, qui, dans le cours de traitement, présenta des accidents cardiaques ; il avait maigri de 11 kilog. dans les 15 premiers jours.

Le traitement demande donc a être surveillé de près. Le mieux sera de commencer la cure par le régime, l'exercice ; après une réduction relative du poids, thyroïdiser lentement le malade, une semaine sur deux, en alternant avec les sels de Carlsbad. Réglé de cette façon, peu intensif, jamais prolongé, le traitement thyroïdien est ordinairement bien supporté.

Le traitement thyroïdien a été aussi employé contre les tumeurs graisseuses, les lipômes, et serait peut-être utile pour diminuer ces énormes lipômes dont l'extirpation constitue parfois une grosse opération (2).

Ces accumulations locales de graisse semblent se trouver quelquefois sous la dépendance de troubles de la fonction du corps thyroïde, témoin cette maladie de description récente, l'adipose douloureuse ou *maladie de Dercun*, qui est considérée par quelques-uns, à tort ou à raison, comme une forme fruste du myxœdème (3).

(1) Widal et Javal, Echanges nutritifs pendant le traitement thyroïdien. *Société de Biologie*, 20 avril 1902.
(2) Garaud et Galland, Opothérapie thyroïdienne contre les lipômes multiples, *Loire médicale*, juin 1901.
(3) Dercun, Henry, Spiller, Adipose douloureuse. *Semaine médicale*,

Cette maladie de Dercun semble bien, en effet, dans certains cas, être tributaire d'un dystrophisme thyroïdien, et a été traitée aussi par la thyroïdothérapie.

DIABÈTE

Diabète. — Dans le cours du traitement thyroïdien de l'obésité, il n'est pas rare, nous l'avons dit (p. 69), de voir apparaître de la *glycosurie*. Von Noorden, sur 17 obèses ainsi traités, l'aurait constatée 5 fois. La médication thyroïdienne serait même, au dire de l'auteur, susceptible de faciliter quelquefois le diagnostic précoce du diabète, surtout chez les obèses. La sécrétion thyroïdienne empêcherait la formation de la graisse aux dépens du sucre, en d'autres termes, mettrait obstacle à un des mécanismes régulateurs de la glycémie, sur lequel Hanriot a beaucoup insisté (1).

Il semblerait donc que la thyroïdothérapie, qui favorise ainsi la glycosurie, doive être contre-indiquée dans les cas de diabète. En fait, on a constaté souvent que, chez beaucoup de diabétiques obèses à corps thyroïde tuméfié, le régime thyroïdien a augmenté l'excrétion du sucre, tout en modifiant heureusement l'état général.

Cependant, quelquefois, il s'est produit un effet contraire. Blachstein a vu avec le traitement une amélioration manifeste du diabète chez plusieurs sujets, notamment chez un malade dont le corps thyroïde était très petit.

De même, Branthomme (de Noailles) (2) a traité avec suc-

1898, p. 484. — Féré, *Médecine moderne*, 28 décembre 1898. — *Revue de médecine*, 1901, août, p. 641. — Esbner, *Journ. of amer. med. Assoc.*, 12 nov. 1898. — Vitaut, *Thèse de Lyon*, 1901. *Lyon médical*, 1901, 29 sept. p. 449. — Hale White, *Presse médicale*, 1900, 28 février, p. 107.— Debove, Leçon de clinique à Beaujon, 24 mai 1901. *Concours médical*, 1901, p. 327, et *Presse médicale*, 1901, t. II, p. 25. — Achard, *Revue neurologique*, 1901, p. 419.
(1) Hanriot, *Archives de physiol.*, 1893, p. 248.
(2) Branthomme, *Revue de médecine*, déc. 1897.

cès un vrai diabétique par la médication thyroïdienne, et Lépine (1), chez un diabétique gras, soumis au même traitement, a vu d'abord une augmentation du sucre de l'urine, puis, au bout de quelques jours, une diminution réelle du glucose et une amélioration de l'état général.

Cette contradiction apparente peut s'expliquer jusqu'à un certain point. Comme Lépine le fait observer, l'opothérapie thyroïdienne provoque une accélération du mouvement nutritif avec prédominance habituelle, mais non constante, de la dénutrition; de sorte que, s'il s'agit d'un diabète par ralentissement de la nutrition, le suc thyroïdien peut quelquefois l'améliorer en accélérant le mouvement nutritif, de même que le plus souvent il peut être nuisible en augmentant trop la dénutrition. Il n'est pas irrationnel non plus de supposer que, dans certains cas, l'exagération du mouvement de dénutrition puisse provoquer le changement d'orientation d'un processus morbide. C'est là un de ces cas de la médication métabolique sur laquelle insiste avec raison le professeur Soulier (de Lyon), et qui sont particulièrement fréquents dans la médication thyroïdienne.

L'obésité et le diabète font partie du groupe des maladies dites par ralentissement de la nutrition. Or, il ressort de ce que nous avons dit, dans le cours de cet ouvrage, que tous les états pathologiques relevant d'un ralentissement de la nutrition peuvent être rattachés à l'hypothyroïdie et se trouvent par conséquent dans les conditions d'être heureusement influencés par la médication thyroïdienne. C'est ce que Lancereaux et Paulesco ont bien fait ressortir dans une importante communication (2). A la suite de recherches cliniques sur la physiologie du corps thyroïde, ces auteurs croient que

(1) Lépine, *Semaine médicale*, 1897, p. 469, et *Semaine médicale*, 1898, 14 déc.
(2) Lancereaux et Paulesco, *Académie de médecine*, 3 janvier 1899.

cet organe a pour fonction de sécréter une substance nécessaire à la nutrition du système nerveux. C'était déjà l'opinion de Schiff.

Or, les troubles nerveux de la vie végétative que l'on rencontre dans le myxœdème ne sont pas sans présenter une certaine analogie avec ceux que l'on désigne généralement sous le nom d'herpétisme et d'arthritisme et qui tiennent, eux aussi, à un défaut d'activité du système nerveux de la vie végétative.

C'est cette analogie qui a conduit les auteurs à appliquer le traitement thyroïdien à réveiller l'activité amoindrie du système nerveux dans les affections herpétiques et arthritiques.

Le champ de l'opothérapie thyroïdienne se trouve ainsi beaucoup élargi et ouvert, en dehors de l'obésité et de la glycosurie, à la goutte, au rhumatisme chronique, à l'artério-sclérose, à certains troubles vaso-moteurs des extrémités, à la sclérodermie et à certaines autres affections cutanées, etc.

L'étude du traitement thyroïdien dans ces différents états va être comprise dans le chapitre suivant.

CHAPITRE V

THYROIDOTHÉRAPIE EMPIRIQUE

Sommaire. — Dermatoses. — Affections cardio-vasculaires. — Asthme. — Maladies du foie et des reins. — Affections tuberculeuses et affections cancéreuses.

Ce que nous appelons très arbitrairement opothérapie thyroïdienne empirique comprend le traitement d'états morbides qu'aucune corrélation, ou du moins aucune corrélation nettement démontrée, ne rattache au corps thyroïde.

Lorsqu'un médicament entre dans le domaine de la thérapeutique, il ne limite pas ses efforts sur le terrain de sa conquête légitime : il disperse au loin ses tentatives, sur un territoire contesté, y remporte quelques avantages, mais insuffisants pour s'y maintenir. Peu à peu, il est obligé d'abandonner ces positions hasardées, pour se cantonner dans les places où il est plus solidement campé.

Il en est advenu ainsi de l'opothérapie thyroïdienne, qui, appliquée empiriquement dans les cas les plus divers, y a donné, malgré quelques succès, des résultats contradictoires et contestés.

Dermatoses (*sclérodermie, psoriasis, etc.*) — Parmi ces essais empiriques de la thyroïdothérapie, nous rangeons le traitement de certaines maladies cutanées. C'est peut-être à tort, car le dystrophisme thyroïdien se manifeste assez nettement sur les téguments; mais, ayant traité ailleurs des états mucinoïde et adipeux tégumentaires pour lesquels la médication est si efficace, nous avons cru devoir en séparer et placer ici d'autres maladies de la peau où l'efficacité de la médication est beaucoup moins démontrée.

En général, le traitement thyroïdien s'est adressé à certaines lésions trophiques de la peau, encore mal définies et mal classées, ne relevant chez l'individu d'aucune diathèse et d'aucune cause déterminées, et qui très hypothétiquement ont été rattachées à des troubles de la fonction thyroïdienne : des sclérodermies, des psoriasis, des ichtyoses, des eczémas, des chutes de cheveux et de poils, des déformations unguéales, du vitiligo, de l'urticaire, etc.

Nous ne parlerons que de la sclérodermie et du psoriasis, où l'emploi plus fréquent du traitement a donné réellement quelques succès.

Les liens qui unissent la **sclérodermie** aux altérations de la thyroïde ont été tout particulièrement étudiés.

L'association de cette dermatose avec le goitre exophtalmique, le goitre simple ou l'atrophie du corps thyroïde a été fréquemment observée (Von Leube, Kahler, Jeanselme, Raymond, Beer, Singer, Booth, Grunfeld, Morselli, Panegrossi, etc.). On a même été jusqu'à établir pour les sclérodermies des variétés basées sur la diversité des troubles thyroïdiens. A l'hyperthyroïdie correspondrait la sclérodermie ordinaire, la plus fréquente, tandis qu'à l'hypothyroïdie correspondrait un type spécial, différant de la forme ordinaire par un moindre parcheminage de la peau et donnant au toucher la sensation d'une sorte d'adipose sous-cutanée. En tous cas, le traitement thyroïdien, administré à des sclérodermiques atteints ou non de goitre, a donné des résultats souvent satisfaisants (Osler, Fricaheim, Sachs, Archangeli, Morelli, etc.) (1).

(1) Raymond, De la sclérodermie. *Semaine médicale*, 1898, p. 74. — Samouelson, Coexistence de la sclérodermie et des altérations thyroï-

La sclérodermie semble être une maladie antagoniste de l'acromégalie. Dans la sclérodermie, en effet, la peau, le tissu cellulaire sous-cutané, les extrémités osseuses (doigts et orteils), les os de la face subissent un amincissement graduel, une usure progressive, c'est-à-dire tout le contraire de ce qui se passe dans l'acromégalie. Il y aurait donc entre ces deux maladies le même antagonisme qu'entre la maladie de Basedow et le myxœdème. D'autre part, il est établi que le complexus acromégalique se rattache à un trouble de la fonction hypophysaire et l'hypophyse doit être considérée, nous l'avons dit, comme une glande thyroïde aberrante.

En ce qui concerne le *Psoriasis*, le traitement thyroïdien a été surtout préconisé en Angleterre, où Byrom Bramwell et Arthur Davies surtout ont obtenu des résultats remarquables.

En France, cette thérapeutique a été accueillie avec plus de méfiance. Gaucher la considère comme dangereuse, ayant même été mortelle dans quelques cas. Tibierge, qui a étudié avec soin les effets de la médication, la réserve pour les malades qui, ayant essayé sans succès tous les moyens ordinaires, veulent tenter un médicament nouveau. Du Castel ne l'a vue pour sa part produire aucun effet appréciable (1).

diennes. *Thèse de Paris*, 1898. — Jeanselme, *Assoc. franç. pour l'avancement des sciences*, 1894. — Dehu et Barthelemy, *Congrès de syphiligraphie et de dermatol.*, juin 1899. — Beer, *Club. méd. de Vienne*, octobre 1894. — Singer, *Ibidem*. — Strümpell, *Deutsche Zeit. f. Nervenheilk*, XI, 1-2. — Osler, *Journ. of cutaneous Disease*, fév. 1898. — Schwerdt, *Corresp. Bl. d. allg. arztl. vereins von Thuringen*, nov. et déc. 1896. — Bolignini, *Semaine médicale*, 1898, annexe CCVI. — Raymond, *Bulletin médical*, 1899, p. 805. — Gayet (de Lyon), *Lyon médical*, 3 sept. 1899, p. 21.

(1) Traitement thyroïdien du psoriasis : Byrom Bramwell, *Association méd. brit.*, août 1893 ; — Thibierge, *Annales de dermatol. et de syphil.*, 3e série, t. VI, p. 760. *Semaine médicale*, 1895, p. 364. — Phinéas Abraham, Morgan, Dockrill, Eddowes, Anderson, *Soc. de méd. de Londres*, 8 janv. 1894. — Mossé, *Ass. p. l'avanc. des sciences*. Congrès de Carthage, 5 avril 1896. - A. Wilson, *Soc. roy. de méd. et de chir. de Londres*, 12 fév. 1895. — Bush, *Dermatol. Zeitsch*, 11, 5, 1895. — Gordon Bill, *The Lancet*, 6 janv. 1894. — Lehman, *Thèse de Wurtzbourg*, 1898. — Gui-

A une personne, qui me touche de très près, atteinte au bras et à la jambe gauches d'un psoriasis étendu, très ancien, et rebelle à tous les traitements, j'ai prescrit l'iodothyrine associé à l'arsenic et à l'iodure de potassium dont il était fait un usage constant depuis plusieurs mois. A partir du jour où l'iodothyrine a été employée, un mieux notable s'est continué, après que l'iodure de potassium, qui paraissait faire double emploi avec l'iodothyrine, a été supprimé. Actuellement, ce psoriasis a presque complètement disparu.

Je crois donc que l'iodothyrine peut donner d'excellents résultats si on l'associe à l'arsenic. Pospelov a publié une observation dans le même sens.

Affections cardio-vasculaires. — Nous avons fait connaître l'action du corps thyroïde sur les organes de la circulation (p. 92.)

Le principe thyroïdien occasionne tout d'abord des troubles fonctionnels caractérisés par la tachycardie et l'abaissement de la pression sanguine.

L'accélération, la faiblesse et surtout l'instabilité du pouls sont les premiers symptômes qui signalent l'imprégnation thyroïdienne. Cette instabilité du pouls, caractérisée par la rapide augmentation des pulsations sous l'influence du moindre effort, précède la tachycardie, qui s'établit et s'accentue quand le thyroïdisme devient plus évident (Mossé).

La plupart des cas de mort, qui se sont produits à la suite de l'emploi du suc, sont dus à une syncope. La thyroïdine serait donc un poison du cœur, et, au dire de Béclère (1), aurait, comme la digitale, le pouvoir accumulatif.

san, *Thèse de Lausanne*, 1898. — Auld, *Brit. med. Jour.*, juillet 1894. — Zaroubine, *Archiv f. Dermatol. u. Syph.* XIII, 3, 1896. — Du Castel, Le Psoriasis simple. *Semaine médicale*, 4 octobre 1899. — Petrini (de Galatz). *Académie de médecine*, 20 février 1900. — Pospelov, *Bulletin médical*, 1901, p. 322. — Ewald, *Soc. médicale berlinoise*, 18 juillet 1900.

(1) Béclère, *Soc. des méd. des hôpitaux*, 18 janvier 1894.

Mais ce que nous n'avons pas encore dit, c'est que la substance thyroïde n'agit pas seulement à la façon des substances, digitale et autres, qui modifient le jeu des fonctions du cœur et des vaisseaux, mais encore qu'elle peut agir à la mode des substances dites altérantes, comme les iodures, susceptibles de produire une modification des lésions organiques du système cardio-vasculaire.

Les lésions cardio-vasculaires se rattachent en général au rhumatisme, à la goutte, au diabète, à l'obésité, en un mot à toutes les affections dues à un ralentissement de la nutrition, et on comprend que, comme telles, elles peuvent être améliorées par l'iodothyrine, aussi bien que par les iodures.

La médication thyroïdienne peut donc être utilisée dans un grand nombre d'affections cardio-vasculaires (Huchard) :

Dans la maladie de Stokes-Adams (pouls lent permanent);
L'asphyxie locale des extrémités;
Certaines formes d'angine de poitrine;
L'hémicrânie vaso-constrictive;
Certains accidents de l'intoxication saturnine;
En un mot, dans toutes les affections où le spasme vasculaire et l'hypertension artérielle jouent un rôle important.

Chez une malade atteinte d'insuffisance mitrale, Weiss a vu survenir une amélioration par la médication qui, « sans doute, avait diminué la surcharge graisseuse du cœur (1) ».

Lancereaux (*loc. cit.*) a obtenu dans l'*artério-sclérose* des résultats remarquables qui lui dictent les réflexions suivantes:

« Ce sont surtout les résultats obtenus dans l'artério-sclérose qui donnent à la médication thyroïdienne une grande importance.

« L'artério-sclérose est, en effet, une affection des plus

---

(1) Huchard, Médication thyroïdienne dans les affections du cœur et des vaisseaux. *Journal des praticiens*, 1896, p. 242. — Morris, De la thyroïdine dans l'angine de poitrine. *Semaine médicale*, 1895, annexe, p. 202. — Weiss, *Wien. med. Wochen.*, 8 octobre 1898, n° 41.

répandues. Les conséquences, très nombreuses et toujours désastreuses, en sont, pour ne citer que les principales, la plupart des hémorragies et des ramollissements de l'encéphale, l'hypertrophie du cœur, le rétrécissement des artères coronaires et la dystrophie consécutive du myocarde, l'insuffisance aortique et l'ectasie de ce même vaisseau, les nécroses des extrémités, enfin, et par-dessus tout, la néphrite artérielle, le fameux mal de Bright, avec toutes ses suites funestes. Eh bien ! la thérapeutique actuelle ne possède aucun remède certain contre l'origine de maux aussi nombreux et aussi terribles. Aucun médicament, parmi ceux qui ont été essayés, n'a donné jusqu'à présent des résultats véritablement satisfaisants. Seul l'iodure de potassium n'est pas sans avoir une certaine action sur ces désordres, surtout lorsqu'il est administré assez tôt, *mais jamais nous n'avons obtenu avec ce médicament des résultats aussi manifestes qu'avec l'extrait thyroïdien.* En conséquence, nous sommes à nous demander si l'iodure de potassium, introduit dans l'organisme, ne servirait pas à fournir au corps thyroïde les éléments nécessaires à la fabrication de son principe actif. »

Chez un de mes malades, goutteux, âgé de 50 ans, atteint d'aortite chronique et souffrant depuis deux ans de douleurs thoraciques intenses contre lesquelles aucune médication n'avait réussi, l'iodothyrine, administrée à faibles doses, procura rapidement un soulagement considérable. Seulement, la dose du médicament devait être restreinte à 3 ou 4 centigr.; au delà, il se produisait infailliblement de la tachycardie.

Asthme. — Voilà encore une manifestation de l'arthritisme contre laquelle l'iodure de potassium a été considéré jusqu'à présent comme le seul médicament ayant réellement quelque efficacité. Il m'a semblé, en conséquence, que l'iodothyrine avait peut-être quelque chance d'y donner des résultats. Je l'ai donc employée chez quatre asthmatiques.

Dans un cas, j'ai obtenu un résultat véritablement remarquable. Il 'agissait d'une femme, âgée de 30 ans, asthmatique depuis son jeune âge, nullement névropathe, quoique ayant une hérédité nerveuse extraordinairement chargée : père mort fou, sœur lypémaniaque, frère épileptique, frère mort d'atrophie musculaire progressive, oncle paternel aliéné s'étant suicidé, tante maternelle lypémaniaque, neveu hydrocéphale, deux cousines germaines choréiques, cousin germain idiot, etc. Les accès d'asthme sont à peu près mensuels, à l'époque des règles, de courte durée, mais remarquables par leur intensité. L'iodure de potassium, dont il est fait un usage très ancien, ne produit que des effets peu sensibles. Il est remplacé, pendant deux mois consécutifs, par l'iodothyrine à la dose de 0, 30 centigr. par jour. Les accès cessent comme par enchantement et ne se sont plus reproduits.

Dans les trois autres cas, les effets de la médication n'ont pas été aussi remarquables, mais ont pourtant été supérieurs à ceux donnés par l'iodure de potassium qui avait été pris à différentes reprises.

Le Dr A. Ley [1] rapporte l'observation d'une femme sujette à des accès d'asthme presque quotidiens et qui voyait ces accès disparaître pendant chacune de ses grossesses. L'auteur, amené à penser que ces accès d'asthme pouvaient tenir à une insuffisance thyroïdienne, étant donné que, pendant la grossesse, il y a hypertrophie de la thyroïde et que la cessation des crises durant cet état pouvait tenir à une disparition de cette insuffisance, administra à sa malade des tablettes de thyroïdine. L'effet fut surprenant : les accès d'asthme cessèrent immédiatement et ils ne reparurent plus,

---

[1] A. Ley, Accès d'asthme d'origine hypothyroïdienne. *Journal de neurologie de Bruxelles*, 20 avril 1901 ; et *Journal de médecine et de chirurgie pratiques*, 1901, p. 418.

à la condition toutefois que la cure fût reprise de temps en temps.

Nous avons vu, dans notre observation où nous avons obtenu un si réel succès, que les crises se reproduisaient à peu près régulièrement aux époques menstruelles. Or, nous savons qu'avec le sang des menstrues s'élimine une certaine quantité des produits thyroïdiens (A. Gautier), et que, de la sorte, il peut y avoir hypothyroïdie; notre observation et celle du Dr Ley pourraient donc, à la rigueur, être superposables.

Maladies du foie et des reins. — Le foie et le corps thyroïde ont entre eux une certaine relation fonctionnelle. Dans des expériences de Heurtle, la ligature du cholédoque a déterminé l'apparition de symptômes nettement basedowiens et l'augmentation de la formation de la matière colloïde dans le corps thyroïde. Dans plusieurs cas d'ictère chronique par compression du cholédoque, Lindemann (1) a constaté, par l'examen histologique, que la glande thyroïde présentait les signes d'une suractivité fonctionnelle caractérisée par une quantité considérable de substance colloïde dans les follicules de la glande.

Antérieurement à ces faits, Bronner avait signalé l'influence des affections hépatiques sur le développement de la maladie de Basedow.

Vigouroux a constaté, chez la plupart des basedowiens qu'il a observés, les signes de l'insuffisance hépatique avant et pendant la maladie. Ne serait-ce pas à l'existence de cette insuffisance hépatique qu'il faudrait rattacher la fréquence de la glycosurie alimentaire chez les basedowiens? On sait, en effet, depuis que Colrat (de Lyon) l'a démontré pour la

---

(1) Lindemann, *Virchow'Archiv*, 1897, vol. CXLIX, n° 2, p. 202.

première fois (1875), que l'épreuve de la glycosurie alimentaire est une indication diagnostique précieuse des lésions du foie avec insuffisance fonctionnelle (1).

On sait aussi qu'il existe des goîtres nettement de caractère arthritique qui surviennent quelquefois chez les gros mangeurs qui ont souvent de l'insuffisance hépatique.

Van der Ecke (2) a décrit des lésions microscopiques du foie sur une série d'animaux totalement ou partiellement éthyroïdés. Ces lésions consistent en une congestion des vaisseaux sanguins pouvant aller jusqu'à l'hémorragie avec réplétion des espaces lymphatiques péricapillaires. Il y a en même temps une atrophie des travées parenchymateuses et une altération régressive des éléments glandulaires, consistant dans un aspect trouble et vacuolaire du protoplasma et une dégénérescence graisseuse accessoire.

Les applications de la médication thyroïdienne dans les affections du foie sont rares. Van der Vorst (3) rapporte des cas de cirrhose du foie qui auraient été améliorés considérablement ; mais il n'indique pas de quelle variété de cirrhose il s'agissait, ni en quoi a consisté cette amélioration.

Dans les **reins**, Van der Ecke note, outre la stase veineuse, des altérations du parenchyme glandulaire. Dans l'athyroïdie aiguë et au début de l'athyroïdie chronique, les éléments épithéliaux des *tubuli contorti* perdent leur striation et leurs contours, le protoplasma devenant trouble et granuleux ; la lumière des canalicules s'efface, les noyaux cellulaires subissent la chromatolyse. Puis, dans un second stade, qui correspond à l'athyroïdie chronique, la dégénérescence envahit pro-

---

(1) Baylac (de Toulouse), *Soc. de biol.*, déc. 1897. — Achard et Castaigne, *Arch. gén. de méd.*, 1898, mars. — Linossier, *Médecine moderne*, 1898, p. 258.
(2) Van der Ecke (de Gand), Lésions du foie et des reins chez les animaux éthyroïdés. *Académie de médecine de Bruxelles*, 30 oct. 1897.
(3) Van der Vorst, *Bul. de la Soc. méd. d'Anvers*, juin 1896.

gressivement les éléments nécrosés; de fines gouttelettes graisseuses apparaissent également dans l'épithélium des canaux en anse de Henle, des canaux d'union et des canaux droits.

Alison (1), ayant constaté que ces complications rénales du myxœdème cédaient rapidement sous l'influence de l'opothérapie thyroïdienne, étudia l'action de ce traitement dans le mal de Bright classique (le rein cirrhotique excepté). Il observa que dans les néphrites infectieuses, scarlatineuse et diphtérique par exemple, le corps thyroïde à faible dose exerce certainement une action favorable.

Mais c'est surtout dans la néphrite gravidique que les préparations thyroïdiennes peuvent avoir une heureuse influence. Nous avons vu (p. 87) que Lange a fait sur ce sujet de très intéressantes recherches : nous n'y reviendrons pas.

En résumé, on comprend que, dans ces affections du foie et des reins, la substance thyroïde, par son iodothyrine, se comporte un peu comme les iodures. Elle active les échanges nutritifs, favorise la diurèse et l'élimination des déchets organiques. Mais, comme nous l'avons déjà dit, c'est surtout dans ces affections qu'il faut surveiller le traitement, éviter l'usage des fortes doses, ne se servir que de préparations irréprochables, d'un dosage sûr et facile, si l'on veut échapper aux accidents du thyroïdisme et en particulier à la dépression cardiaque.

Affections tuberculeuses et affections cancéreuses. — Morin (de Neufchâtel) déclare que la médication thyroïdienne donne de bons résultats dans les infections tuberculeuses (2). Cela coïnciderait, dit-il, avec ce fait d'observa-

(1) Alison, *Brit. méd. Journ.*, 8 oct. 1897. — Chauffard, Urémie dyspnéique chez un infantile. *Revue générale de clinique et de thérapeutique*, 10 mai 1902, p. 289.
(2) Morin (de Neufchatel), *Revue médicale de la Suisse romande*, mai 1895.

tion que la tuberculose est fréquente chez les myxœdémateux et rare chez les goitreux : la thyroïde s'atrophie chez les tuberculeux et elle se développe quand la tuberculose est en voie de guérison. Ce dernier point est assurément contestable. Il est démontré aujourd'hui que la tuberculose de la thyroïde (forme miliaire) est un fait fréquent. Il n'est pas rare de voir l'hypertrophie thyroïdienne dans la tuberculose et des jeunes tuberculeux présenter des signes de basedowisme. J'ai vu récemment deux cas où le diagnostic offrait même de sérieuses difficultés d'interprétation (1).

Ce qui n'est pas contestable, c'est que la médication thyroïdienne, en produisant un mouvement de dénutrition et en provoquant l'amaigrissement, doit être, en général, contre-indiquée dans les affections tuberculeuses. Chez des malades en imminence de tuberculose, on a vu les signes stéthoscopiques s'accentuer à partir du moment où le traitement thyroïdien était employé. Comme correctif de ce méfait, les auteurs qui l'ont signalé ajoutent, il est vrai, que cette aggravation n'a été que passagère et qu'après la cessation du traitement l'état des poumons est même devenu meilleur qu'il était auparavant; mais cette aggravation, dut-elle être suivie d'une amélioration, ce qui est chanceux, est suffisante pour faire rejeter les préparations thyroïdiennes chez tout tuberculeux, et *à fortiori* à les répudier dans le traitement des affections tuberculeuses où nous croyons avec Hergothe qu'elles doivent être considérées comme étant très dangereuses.

Le *lupus* est la seule affection tuberculeuse où la médication semble avoir donné quelques résultats (Byrom-Bramwell, Pel, Ewald). Metzlar a traité six cas de lupus vulgaire « avec un grand succès ».

(1) Le diagnostic du goitre exophtalmique et de la tuberculose est quelquefois d'une grande difficulté. — Renaut, les Troubles de l'appareil respiratoire dans le goitre exophtalmique. *Journal des praticiens*, 1898, p. 357.

La **médication thyroïdienne** s'est aventurée jusqu'aux **affections cancéreuses**. C'est surtout au cancer du sein qu'elle s'est adressée. En Angleterre et en Allemagne, on associe au traitement thyroïdien l'ablation des ovaires. La suppression de la sécrétion ovarienne, d'un côté, et l'excès de la sécrétion thyroïdienne, de l'autre, rendraient les tissus moins accessibles au parasite hypothétique du cancer.

Paget et Bishop ont vu un cancer du sein récidivant disparaître après un an de traitement. Hermann a rapporté un cas et Boyd cinq cas de cancer guéris par l'oophorectomie et la thyroïdothérapie. Eve a traité avec un certains succès un carcinome récidivant du sein. Blacke Smith, G. Beatson ont eu aussi des succès dans des cas analogues (1).

Diathèse hémorragique. — L'*hémophilie* a été traitée aussi avec succès (2). Ce que nous avons dit de la composition du sang des myxœdémateux et des dispositions de ces malades aux hémorragies suffit pour expliquer l'existence de la diathèse hémorragique par dysthyroïdisme.

Il en est de même du *purpura* qui a été amélioré par le même traitement (Scheffer) (3).

En terminant ce travail, il nous reste à jeter un coup d'œil d'ensemble sur le champ déjà si vaste où s'exercent les médications thyroïdiennes. Nous n'avons pas donné tous les

---

(1) Paget et Bishop, *The Lancet*, 1898, 28 mars, p. 1460. — Hermann, *Médecine moderne*, 1899, p. 399. — Eve, *Société clinique de Londres*, 27 oct. 1899. — Blacke Smith, *Brit. med. Journ.*, 16 fév. 1901. — G. Beatson, *British. med. Jour.*, oct., 1901.

(2) Dejace, Hémophilie traitée par le corps thyroïde. *Le Scalpel*, 7 novembre 1897. — Combemale et Gaudier, *4e Congrès français de médecine interne*, à Montpellier.

(3) Scheffer, Purpura avec épistaxis graves traité par la cure thyroïdienne. *Médecine moderne*, 1899, p. 20.

essais qui en ont été faits sur les diverses maladies : cette nomenclature nous eut conduit trop loin.

La multiplicité de ces essais est la conséquence de l'efficacité réelle du remède thyroïdien.

Dès qu'un médicament nouveau voit le jour, et que ses premières applications sont heureuses, son emploi prend vite de l'extension : il guérit ceci, donc il guérira cela.

Dans ces tentatives thérapeutiques des premiers temps, il y a donc toujours un ébranchage à pratiquer : après quoi, il reste un tronc vigoureux qui pousse de solides rameaux.

Il en est ainsi des médications thyroïdiennes.

Le liquide thyroïdien, par ses propriétés physiologiques nettement établies, est un agent actif des échanges intra-organiques. Sans parler des affections relevant nettement du dystrophisme thyroïdien, et dans lesquelles son action est positivement merveilleuse, il s'adressera donc d'une façon efficace à tous les troubles où un ralentissement de la nutrition est en jeu.

On peut dire que, quand le médicament échoue, cela tient à ce que les deux termes de l'équation ne peuvent donner une solution positive. L'efficacité du médicament est hors de cause, mais son utile adéquation au trouble organique qu'il doit combattre fait défaut.

La médication thyroïdienne ne nous apparaît donc pas, ainsi que tant d'autres se rattachant à l'organothérapie, comme destinée à disparaître après un enthousiasme éphémère, mais elle restera et grandira, parce qu'elle s'appuie sur des bases physiologiques que le temps ne fera qu'affermir.

FIN

TABLE DES MATIÈRES

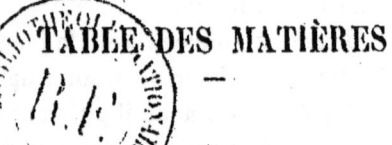

Préface de M. François-Franck 1
Introduction 5

PREMIÈRE PARTIE
ÉTUDE GÉNÉRALE DES MÉDICATIONS THYROIDIENNES 15

Chapitre premier. — **Greffe, injection, ingestion thyroïdiennes**.. 15
  § 1. — Greffes thyroïdiennes................................. 15
    1° Sur les animaux.. 15
    2° Sur l'homme.. 18
  § 2. — Injections thyroïdiennes.............................. 20
    Effets produits sur les animaux sains.................... 20
    — — sur les animaux éthyroïdés......................... 22
    Expériences cliniques.................................... 24
  § 3. — Ingestion de substance thyroïde....................... 25
    Régimes thyroïdiens...................................... 26

Chapitre II. — **Produits thyroïdiens**........................ 28
  Pharmacologie de la substance thyroïde....................... 28
  Thyroïde de mouton... 30
  Comment on se la procure..................................... 30
  Préparations fraîches.. 31
  Extraits fluides, extraits secs.............................. 32
  Spécialités pharmaceutiques.................................. 34
  Thyro-iodine ou iodothyrine.................................. 35
  Thyroglobuline, thyroglandine................................ 39
  Thyro-antitoxine de Frankel.................................. 40
  Thyroprotéide de Notkine..................................... 41
  Arsenic de la thyroïde....................................... 42

Chapitre III. — **Pharmacodynamie des produits thyroïdiens**. 44
  Pharmacodynamie de la substance thyroïde..................... 44
  Produits thyroïdiens iodés................................... 44
  Produits thyroïdiens non iodés............................... 45
  Effets comparatifs de l'iodothyrine et de la thyro-antitoxine. 45
  Action de l'arsenic de la thyroïde........................... 51

TABLE DES MATIÈRES

CHAPITRE IV. — **Effets de la médication**..................... 53
   Efficacité de la médication thyroïdienne................... 53
   Action spécifique dans l'athyroïdie........................ 54
   Dangers de la médication.................................. 57
   Moyens de les éviter...................................... 58
   Modifications apportées à la dyscrasie sanguine............ 59
   —   à la composition des urines............................... 63
   —   aux échanges organiques................................... 66
   Glycosurie thyroïdienne................................... 69
   Albuminurie thyroïdienne.................................. 72

CHAPITRE V. — **Effets de la médication** (*suite*)............ 74
   Modifications du système nerveux.......................... 74
   —   du système musculaire..................................... 76
   —   de la nutrition... 77
   Mucine, graisse... 77
   Échanges gazeux... 79
   Système osseux.. 80
   Système utéro-ovarien..................................... 85
   Fonctions mammaires....................................... 88
   Calorification.. 89
   Respiration... 91
   Circulation... 92

CHAPITRE VI. — **Théorie de la médication**................... 94
   Action physiologique de la substance thyroïde............. 94
   Action hématopoïétique.................................... 95
   Action et théorie antitoxiques............................ 96
   Objections à cette théorie antitoxique.................... 102
   La substance thyroïde agit comme un véritable médicament ayant pour effet d'activer les échanges organiques........ 107

CHAPITRE VII. — **Médication parathyroïdienne et médication hypophysaire**.. 114
   § 1. — Médication parathyroïdienne........................ 114
   § 2. — Médication hypophysaire............................ 118

DEUXIÈME PARTIE

MÉDICATION THYROÏDIENNE DANS LES MALADIES................ 123

CHAPITRE I. — **Thyroïdothérapie directe**.................... 127
   Athyroïdie.. 127
   § 1. — Myxœdème postopératoire ou cachexie strumiprive.... 131
   § 2. — Myxœdème spontané de l'adulte...................... 133
   § 3. — Myxœdème infantile, congénital, idiotie myxœdémateuse. 134
   § 4. — Myxœdème endémique, crétinisme, goître endémique... 138

CHAPITRE II. — **Thyroïdothérapie directe** (*suite*)......... 147
   § 1. — Goître ordinaire sporadique........................ 147
   § 2. — Goître exophtalmique............................... 158

TABLE DES MATIÈRES

Chapitre III. — Thyroïdothérapie indirecte................ 170
§ 1. Système osseux.. 171
    1° Arrêts de la croissance (nanisme, infantilisme)............ 171
    Polypes adénoïdes, affections des oreilles, incontinence nocturne d'urine.. 175
    2° Acromégalie et gigantisme................................. 176
    3° Retard dans la consolidation des fractures................ 179
    Fractures sans retard de consolidation....................... 189
    4° Troubles trophiques des os................................ 192
    Ostéomalacie, arthrite déformante............................ 192

Chapitre IV. — Thyroïdothérapie indirecte (*suite*)........ 194
  b. Système génital... 194
    Ménorragies, métrorragies, hyperplasies utérines............. 195
    Sécrétion lactée... 196
    Chlorose... 196
    Retards de la puberté.. 197
    Impuissance.. 198
  c. Système nerveux... 198
    Aliénation mentale... 200
    Thyroïdo-éréthisme... 202
    Tétanie.. 203
    Myopathie progressive.. 203
    Paralysie agitante... 203
    Chorée, Eclampsie.. 205
  d. Obésité.. 206
    Lipomes.. 208
    Diabète.. 209
    Maladies par ralentissement de la nutrition.................. 210

Chapitre V. — Thyroïdothérapie empirique................... 212
§ 1. Dermatoses.. 212
    Sclérodermie... 213
    Psoriasis.. 214
§ 2. Affections cardio-vasculaires............................. 215
    Artério-sclérose... 216
    Asthme... 217
§ 3. Affections du foie.. 219
    — des reins.. 220
§ 4. Affections tuberculeuses.................................. 221
    — cancéreuses.. 223
§ 5. Affections hémorragiques.................................. 223
    Considérations générales..................................... 223

Poitiers. — Imp. Blais et Roy, 7, rue Victor-Hugo.

LIBRAIRIE J.-B. BAILLIÈRE ET FILS

BOCQUILLON-LIMOUSIN. — **Formulaire des Médicaments nouveaux.** Préface par le Dr Huchard, médecin des hôpitaux. 14e *édition*. 1902, 1 vol. in-18 de 324 pages, cartonné.................. 3 fr.

BOISSON et MOUSNIER. — **Formulaire hypodermique et opothérapeutique.** 1899, 1 vol. in-18 de 261 p., avec fig., cart..... 3 fr.

BROUARDEL et GILBERT. — **Traité de Médecine et de Thérapeutique,** par P. Brouardel, doyen de la Faculté de médecine de Paris, membre de l'Institut, et A. Gilbert, professeur à la Faculté de médecine de Paris, médecin de l'hôpital Broussais. *Ouvrage complet*. 10 vol. in-8 de 800 à 900 pages, illustrés de figures. 120 fr. Prix de chaque volume.. 12 fr.

DANIEL (C.). — **Memorial thérapeutique.** 1902, 1 vol. in-32 de 240 pages sur papier de riz indien, reliure souple (format portefeuille). .... 3 fr. 50

DÉJERINE et THOMAS (A.). — **Traité des Maladies de la Moelle épinière.** 1902, 1 vol. gr. in-8 de 458 pages, avec 162 figures. 9 fr.

DURAND (H.). — **Tableaux synoptiques de Thérapeutique.** 1899, 1 vol. gr. in-8 de 224 pages, cart. (*Collection Villeroy*)....... 5 fr.

ELOY (Ch.). — **La Méthode de Brown-Séquard et les médications par extraits d'organes.** 1803, 1 vol. in-16 de 282 pages.. 3 fr. 50

FONSSAGRIVES. — **Principes de Thérapeutique générale.** 2e édition. 1 vol. in-8, 590 p................................... 9 fr.

GUBLER et LABBÉE. — **Commentaires thérapeutiques du Codex medicamentarius.** 5e *édition*. 1896, 1 vol. gr. in-8, 1100 p. 18 fr.

HALLOPEAU (H.) et LEREDDE. — **Traité pratique de Dermatologie,** par le Dr Hallopeau, médecin de l'hôpital Saint-Louis. 1900, 1 vol. gr. in-8 de 992 pages, avec 24 planches col., d'après les aquarelles photographiques de M. Méneux, cart., tête dorée............. 30 fr.

HERZEN (V.). — **Guide et Formulaire de Thérapeutique générale et spéciale.** 2e *édition*. 1902, 1 vol. in-18 de 700 pages, cartonné 7 fr.

HUCHARD (A.). — **Consultations Médicales,** par le Dr Huchard, médecin de l'hôpital Necker. 2e *édition*. 1901, 1 vol. in-8, 544 p.. 8 fr.

LEFERT (P.). — **Lexique-formulaire des Nouveautés médicales.** — Nouvelles maladies, nouveaux syndromes, nouveaux remèdes, nouvelles opérations. 1898, 1 vol. in-18 de 336 pages, cartonné.... 3 fr.

— **Aide-mémoire de Thérapeutique.** 1 vol. in-18, cart...... 3 fr.

MANQUAT. — **Traité élémentaire de Thérapeutique, de matière médicale et de pharmacologie,** par le Dr Manquat, professeur agrégé à l'École de médecine militaire du Val-de-Grâce. 4e *édition*. 1900, 2 vol. in-8. Ensemble 2.104 pages................................ 24 fr.

NOTHNAGEL et ROSSBACH. — **Nouveaux Éléments de Matière médicale et Thérapeutique.** Introduction par Ch. Bouchard, professeur de pathologie générale à la Faculté de médecine de Paris. 2e *édition*. 1 vol. in-8 de 913 pages........................... 16 fr.

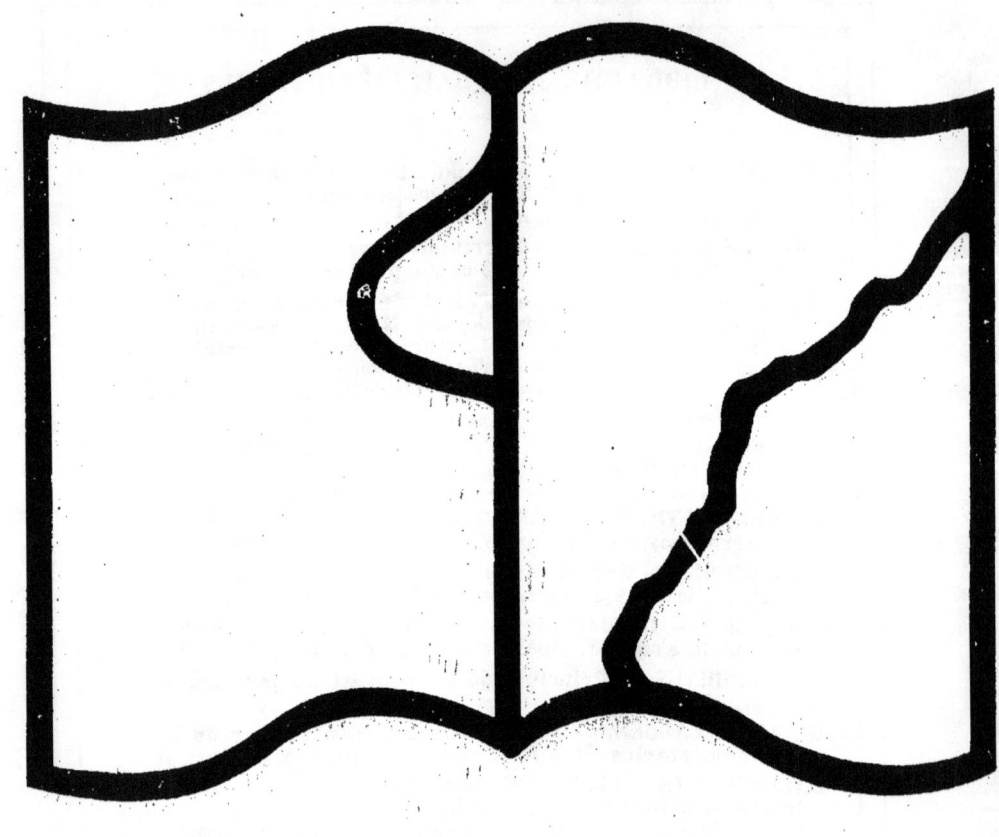

Texte détérioré — reliure défectueuse

NF Z 43-120-11

www.ingramcontent.com/pod-product-compliance
Lightning Source LLC
Chambersburg PA
CBHW071941160426
43198CB00011B/1495